コメディカルのための
専門基礎分野テキスト

シリーズ監修

自治医科大学名誉教授　北村　諭
埼玉県立大学前学長　　北川定謙
国際医療福祉大学副学長　開原成允

自治医科大学名誉教授　北村　諭　編集

# 診断学概論

中外医学社

● 執筆者一覧（執筆順）

北村　諭　自治医科大学名誉教授・南栃木病院院長
菅間康夫　白澤病院副院長
重永哲洋　海老原病院副院長

# 序

　近年，医療はチーム医療となり，医師，看護師のみならず，理学療法士，作業療法士，社会福祉士，介護士などの役割が重要視されるようになった．それに伴い，これらのコメディカルに従事する方々の医学知識や医療技術の向上が必要不可欠なものとなってきた．

　本書は，コメディカルのための専門基礎分野テキストのシリーズの一巻として企画されたものである．従来は，ともすると，患者の診断，重症度，治療の選択などは医師任せで，コメディカル従事者の医療知識はあまり重要視されない傾向が見られた．しかしこれからは，各領域のコメディカル従事者が主体性を持って，患者の病状をしっかりと把握して，それぞれの医療業務に専念することが要求されるようになった．本書は，このような要望を満たす目的で企画されたもので，コメディカル従事者に必要な最低限の診断学の知識を簡潔にまとめたものである．

　全体は3章よりなり，第2章では，診断の実際ということで，診断の手順，病歴の取り方について述べている．さらに現症の取り方については，全身状態，局所状態，血圧の測定，胸部身体所見の取り方，腹部身体所見の取り方，神経学的所見の取り方について，簡潔に記載している．第3章の症候編では，全身倦怠感，食欲異常，悪心・嘔吐，疼痛，心悸亢進，呼吸困難，失神，めまい・耳鳴，痙攣，意識障害，掻痒，肥満，るいそう，発疹，発熱，貧血，出血性素因，チアノーゼ，浮腫，リンパ節腫脹について，鑑別診断表やフローチャートを多用して，わかりやすく解説した．

　本書はコンパクトなテキストであるが，内容は非常に高度なものであり，コメディカルに従事する方々の座右の書として役立つものであることを確信する次第である．

　　2004年　霜月

　　　　　　　　　　　　　　　　　　　　　　　　　　　　北　村　　諭

# ■目　次■

## 1　診断学とは　　　　　　　　　　　　　　＜北村　諭＞　1

## 2　診断の実際　　　　　　　　　　　　　　　　　　　　2

### 1　診断の手順 …………………………………＜北村　諭＞　2
　　　1．病歴を取る …………………………………………… 2
　　　2．現症を取る …………………………………………… 2
　　　3．臨床検査 ……………………………………………… 2
　　　4．総合診断 ……………………………………………… 2
　　　5．鑑別診断 ……………………………………………… 3
　　　6．処置・治療による確認 ……………………………… 3

### 2　病歴を取る …………………………………＜北村　諭＞　4
　　　1．問診の仕方 …………………………………………… 4
　　　2．現病歴の取り方 ……………………………………… 4
　　　3．既往歴の取り方 ……………………………………… 4

### 3　現症を取る ……………………………………………… 6
　　A．全身状態 …………………………………＜北村　諭＞　6
　　　1．身長 …………………………………………………… 6
　　　2．体重 …………………………………………………… 6
　　　3．体格・骨格 …………………………………………… 6

|     |     |     |
| --- | --- | --- |
|     | 4. 栄養状態 | 6 |
|     | 5. 姿勢・体位 | 7 |
|     | 6. 顔貌 | 7 |
|     | 7. 精神状態 | 7 |
|     | 8. 異常運動 | 7 |
|     | 9. 皮膚色・顔色 | 7 |
|     | 10. その他の皮膚所見 | 8 |
|     | 11. 体毛 | 8 |
|     | 12. 爪 | 8 |
|     | 13. 体温 | 9 |
|     | 14. 脈拍 | 9 |
|     | 15. 呼吸 | 10 |
|     | 16. リンパ節 | 10 |
|     | 17. 食欲 | 10 |
|     | 18. 睡眠 | 10 |
|     | 19. 性欲 | 10 |
|     | 20. 便通 | 11 |
| B. | 局所状態 ＜菅間康夫＞ | 11 |
|     | 1. 頭部 | 11 |
|     | 2. 顔面 | 11 |
|     | 3. 頸部・項部 | 14 |
|     | 4. 胸部 | 15 |
|     | 5. 腹部 | 15 |
|     | 6. 直腸・肛門 | 15 |
|     | 7. 性器 | 15 |
|     | 8. 四肢 | 16 |
| C. | 血圧の測定 ＜菅間康夫＞ | 16 |
| D. | 胸部の身体所見の取り方 | 16 |
|     | 1. 打聴診総論 ＜菅間康夫＞ | 16 |
|     | 2. 肺の身体的検査 ＜菅間康夫＞ | 17 |
|     | 3. 心血管系の身体的検査 ＜重永哲洋＞ | 20 |

E．腹部の身体所見の取り方 ……………＜重永哲洋＞ 28
　　　　1．視診 ………………………………………………… 28
　　　　2．触診 ………………………………………………… 29
　　　　3．打診 ………………………………………………… 32
　　　　4．聴診 ………………………………………………… 32
　　F．神経学的所見の取り方 ………………＜重永哲洋＞ 33
　　　　1．精神・知能系 ……………………………………… 33
　　　　2．脳神経系 …………………………………………… 36
　　　　3．運動（四肢・体幹）系 …………………………… 41
　　　　4．協同運動（小脳）系 ……………………………… 44
　　　　5．知覚（四肢・体幹）系 …………………………… 44
　　　　6．自律神経系 ………………………………………… 46
　　　　7．失語・失行・失認 ………………………………… 46
　　　　8．頭蓋内圧亢進 ……………………………………… 49
　　　　9．髄膜刺激症状 ……………………………………… 51

## 3　症候編　53

### 1　症候とは ……………………………………＜北村　諭＞ 53

### 2　全身倦怠感・無力状態 ……………………＜北村　諭＞ 54

### 3　食欲異常 ……………………………………＜北村　諭＞ 57

### 4　悪心・嘔吐 …………………………………＜北村　諭＞ 58

### 5　疼痛 …………………………………………＜北村　諭＞ 59

　　　　1．頭痛 ………………………………………………… 59
　　　　2．胸痛 ………………………………………………… 60

3．腹痛 ················································ 63
　　　4．腰痛・背部痛 ···································· 65
　　　5．関節痛 ············································ 66

**6** 心悸亢進 ································· <菅間康夫> 68

**7** 呼吸困難 ································· <菅間康夫> 71

**8** 失神 ······································· <菅間康夫> 73

**9** めまい・耳鳴 ··························· <菅間康夫> 75

**10** 痙攣 ······································· <菅間康夫> 77

**11** 意識障害 ································· <菅間康夫> 81

**12** 搔痒 ······································· <菅間康夫> 83

**13** 肥満 ······································· <菅間康夫> 86

**14** るいそう ································· <菅間康夫> 88

**15** 発疹 ······································· <重永哲洋> 90

**16** 発熱 ······································· <重永哲洋> 97

**17** 貧血 ······································· <重永哲洋> 102

**18** 出血性素因 ······························ <重永哲洋> 106

**19** チアノーゼ ······························ <重永哲洋> 110

| 20 | 浮腫 …………………………………………………＜重永哲洋＞ 112

| 21 | リンパ節腫脹…………………………………………＜重永哲洋＞ 116

索 引 ………………………………………………………………… 121

# 1 診断学とは

- 診断とは，医師が患者に接して，その患者の異常状態を正確に把握し，適切な処置をするための情報を得るプロセス
- このプロセスを1つの体系にまとめたものが診断学であり，臨床検査を重視したものを臨床検査診断学という

# 2 診断の実際

## 1. 診断の手順

### 1 病歴を取る

- 患者との対話から，症状などを聴取する（問診）
- 医療者側から，不足分を積極的に聴きだす
- 両者を併せたものを，病歴 medical history という
- 患者の知能・意識状態が低い場合，家族，友人から聴取
- 病歴は，現病歴，既往歴，家族歴よりなる

### 2 現症を取る

- 患者の異常の有無・程度・性状を調べる（現症）
- 患者が自覚した異常は，症状 symptom または自覚症状 subjective symptom
- 医療者が発見した異常は徴候 sign または他覚的所見
- 現症をとる際に，聴診器，ハンマー，ライトなどを使用（理学的診断）

### 3 臨床検査

- 血液，尿，便などの患者の検体を調べる

### 4 総合診断

- 以上の情報を整理して，医療者の知識・経験を総合して診断する

## 5 鑑別診断

- 複数の疾患を想定して，1つの診断名を決定する
- その際に，不適当なものを除外する方法（除外診断）がある

## 6 処置・治療による確認

- 処置，治療により，効果を観察し，診断の正当性を確認
- ある診断を想定し，治療効果で判断（診断的治療）

## 2. 病歴を取る

### 1 問診の仕方

- 患者の病気に関する情報を得るための大切なコミュニケーション
- 基本的な問診と患者の症状に即した応用的なものとがある
- 基本的なものは，氏名，年齢，住所，職業歴，家族歴，既往歴，嗜好歴
- 患者の気づかない事項について，誘導質問をする
- 問診により，診断上の可能性を推察できる

### 2 現病歴の取り方

- 来院の動機となった自覚症状について聞く
- 患者の訴えを愁訴というが，頭重，ふるえ，めまい，動悸，肩こり，発汗といった多彩な症状の場合，不定愁訴という
- 第1に，主訴 chief complaint を患者の言葉で表現させる
- 第2に，患者の訴えを基にして，症状を分析し，整理する
- 発病様式：発病が急激か，徐々にか，安静時・運動時・入浴中など
- 持続期間：どの位持続したか，無症状期の有無，次第に増悪・軽快
- 部位：疼痛・しびれなどの部位
- 随伴症状，全身状態，治療の影響など

### 3 既往歴の取り方

- 出生地，生育場所，特定の場所，外国居住の有無，家庭の経済状態
- 生後の発育状況，乳幼児期の疾患（喘息，肺炎，アトピー性皮膚炎）
- 健康状態，肥満，るいそう
- ツ反，BCG，予防接種，輸血，手術
- 女性では，月経・妊娠・分娩・流早産の回数，性病罹患の有無

- 過去に，結核，マラリア，肺炎等の感染症にかかったか
- 職業歴（塵埃，化学物質，畜産，農業など）
- 生活習慣（食事，運動，たばこ，飲酒）
- 薬物服用歴（治療薬，麻薬，サプリメント）
- 趣味（ゴルフ，ジョギング，登山，水泳，室内ゲームなど）

# 3. 現症を取る

## A 全身状態

- 患者を精神状態も含めて全体的に把握する
- 脈拍，呼吸，体温，血圧，意識レベルを生命徴候 vital signs（VS）という

### 1 身長 height

- 年齢・性・全身との釣り合いから評価
- 異常に高い場合を巨人症といい，異常に低い場合を小人症という
- 身長の発育不良の他に，知能・性器の発育異常にも注意

### 2 体重 body weight

- 標準体重の120％以上⇨肥満，80％以下⇨るいそう
- 中心性肥満：顔，頸部，体幹部に脂肪沈着（クッシング Cushing 症候群）

### 3 体格 constitution・骨格 bone structure

- 繊弱型：やせ型で筋肉が少ない
- 肥満型：太って，ずんぐり
- 闘士型：筋肉質でたくましい

### 4 栄養状態 nutrition

- 皮下脂肪組織は，栄養状態の指標となる
- 上腕内側の皮下脂肪をつまむことにより判定できる
- 癌などによる栄養障害では，筋肉退化，皮膚も黒ずんで見える（悪液

質）

## 5 姿勢 posture・体位 position

- 老人，重症者は，前屈みになり，肩を落とし，立位不能となる
- 心不全の場合，臥位が取れずに，起座位となる
- 筋ジストロフィーでは，背屈姿勢をとる
- 脊柱の異常には，後彎，前彎，側彎がある

## 6 顔貌 countenance

- 正常者の顔貌は，生き生きとし，表情豊か（正常顔貌）
- 消耗性疾患で，鼻がとがり，目が落ち込んだ状態（ヒポクラテス顔貌）
- 高熱患者で顔面潮紅（有熱顔貌）
- パーキンソン Parkinson 病では，顔面硬直，能面状，脂ぎる（仮面様顔貌）

## 7 精神状態

- 神経症的：感情不安定，自己中心，訴えが多彩
- 粘液水腫：精神反応が鈍感，無感動
- 意識障害：意識が清明か，混濁しているか
- 知能の程度：厳密には知能テストが必要

## 8 異常運動

- 健常者は，安静時には四肢などは静止している
- 不随意運動：痙攣，チック，振戦，舞踏病様運動，アテトーゼ

## 9 皮膚色・顔色

- 黄疸：肝炎・胆嚢疾患などで血中ビリルビン値が上昇
- 皮膚蒼白：貧血，精神的緊張
- 白色症：先天性皮膚色素欠如

- 顔面潮紅：精神興奮，発熱，クッシング症候群
- チアノーゼ：耳朶，鼻尖，頬，口唇など（低酸素血症）
- 皮膚描画症：皮膚に機械的刺激を加えると発赤，腫脹が起こる（じんま疹など）
- 手掌紅斑：慢性肝障害（肝硬変など）
- 色素沈着：黄色⇨粘液水腫，悪性貧血，黄疸，糖尿病
  　　　　　黒色⇨アジソン Addison 病，慢性マラリア，ヘモクロマトーシス，悪液質

## 10 その他の皮膚所見

- クモ状血管腫 vascular spider：肝硬変で，顔，胸部などに出る紅色の血管腫
- 黄色腫 xanthoma：高脂血症患者の上眼瞼内角に多発
- 皮下出血：紫斑病，白血病，再生不良性貧血でみられる
- 皮膚線条 striae cutis：皮膚の異常伸展の際にみられる（妊娠，腹水，クッシング症候群）
- 浮腫 edema：皮下組織に液体が貯留した状態
  　　①局所浮腫：局所的な感染・外傷によりリンパ流が阻害
  　　②全身性浮腫：心・腎・肝不全状態，飢餓状態
- 皮下気腫：縦隔気腫・気胸・気腹時に皮下組織に空気が貯留
- 褥瘡：長期臥床時に腰，背，踵などに潰瘍形成

## 11 体毛 hair

- 稀毛症，無毛症：甲状腺機能低下症，下垂体前葉機能低下症，加齢
- 多毛症：クッシング症候群，ステロイド剤長期投与時

## 12 爪 nail

- 爪は健康状態の指標で，1日に 0.1 mm 位伸びる
  　　①ばち指 clubbed finger：爪床部位の角度から診断する方法と指

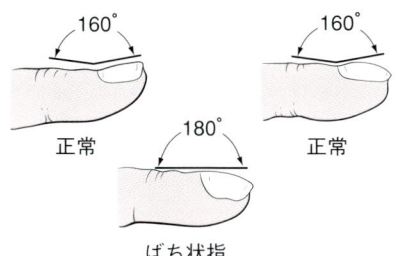
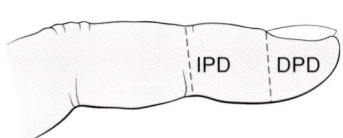

DPD : distal phalangeal depth
IPD : inter phalangeal depth
DPD/IPD＞0.895

図 2-1　ばち状指の診断基準

先部分の肥大度を計測する方法とがあるが，後者が定量性あり（図 2-1）

②匙形指　spoon nail：爪が凹形で，重症貧血でみられる

## 13 体温　body temperature

- 腋窩検温法，口内検温法，直腸検温法がある
- 直腸温＞口内温＞腋窩温の順に低くなる
- 直腸温は腋窩温より 0.4〜0.6℃高く，口内温は 0.2〜0.5℃高い
- 37.0〜37.9℃を微熱，39℃以上を高熱という

## 14 脈拍　pulse

- 患者の手掌を上にして，検者の示指以下の 3 指を橈骨動脈上に置いて脈をとる（図 2-2）
- 脈拍数，リズム（調律），大きさ（振幅），緊張度（血圧），血管壁の性状等をみる
- 脈拍数：成人健康者は 65〜85/分，3 歳までは 120/分
- 頻脈：100/分以上をいう（発作性頻脈では 200/分以上）
- 徐脈：60/分以下をいい，頭蓋内圧亢進・黄疸・房室ブロック時にみられる
- 不整脈：洞性不整脈，期外収縮，絶対性不整脈，心ブロック，交互脈

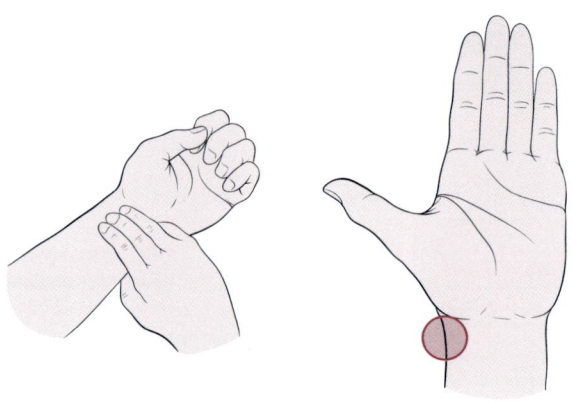

図2-2 脈のとり方

## 15 呼吸 respiration

- 健康成人の呼吸数は 14 〜 20/分，新生児は 45/分
- 頻呼吸：発熱時，肺炎，心不全，髄膜炎，尿毒症などでみられる
- 徐呼吸：頭蓋内圧亢進，モルヒネ中毒などでみられる

## 16 リンパ節 lymph node

- 頸部・項・鎖骨上窩・腋窩・鼠径部等のリンパ節のサイズ・硬さ・形をみる

## 17 食欲 appetite

- 食欲が低下した状態を食欲不振 anorexia という
- 消化器疾患では，食欲不振が起こる

## 18 睡眠 sleep

- 夜に熟睡できるか，寝付きがよいか，すぐに目が覚めるか

## 19 性欲 libido

- 男性：思春期に始まり，青年期に最高となり，以後は減退

- 女性：月経前後，排卵期直前に高まる

### 20 便通　stool

- 通常は1回/1〜2日

## B 局所状態

### 1 頭部

- 大頭症　macrocephalus ⇨水頭症　hydrocephalus
- 小頭症　microcephalus ⇨脳発育障害
- 側頭部の動脈に沿った腫脹・疼痛・発赤⇨側頭動脈炎
- びまん性の毛髪脱落・減少⇨消耗性疾患，甲状腺機能低下症

### 2 顔面

#### a. 色調の変化

- 白色調⇨貧血
- 顔面紅潮⇨発熱，血圧上昇
- 黄色調⇨黄疸
- チアノーゼ⇨先天性心疾患・呼吸不全・心不全による低酸素血症

#### b. 形態の変化

- 非対称⇨顔面神経麻痺
- 満月様顔貌⇨クッシング症候群，ステロイド投与時
- 痙笑（顔面筋が強く収縮し，口角がひき離され目もつり上がる状態）⇨破傷風でみられる
- 顔面巨大化，下顎や鼻の巨大化⇨先端肥大症
- 浮腫状顔貌⇨粘液水腫

#### c. 眼の所見
- 眼瞼下垂⇨重症筋無力症，ホルネル Horner 症候群（一側が多い）
- 眼球突出⇨甲状腺機能亢進症，副鼻腔炎
- 結膜

    眼瞼結膜：蒼白⇨貧血

    球結膜：黄染⇨黄疸，充血⇨種々の炎症

    角膜：混濁⇨白内障，外傷
- 瞳孔

    瞳孔不同⇨虹彩炎，脊髄ろう，大動脈瘤，テント切痕ヘルニア，ホルネル症候群，頭部外傷，脳腫瘍等

    縮瞳⇨モルヒネ投与時

    散瞳⇨コカイン・アトロピン投与時

    対光反射消失⇨種々の神経系疾患

    輻輳反射消失⇨甲状腺機能亢進症（メビウス徴候）
- 水晶体混濁⇨白内障

#### d. 口腔の所見
- 口唇の色調の変化⇨貧血，チアノーゼ
- 口唇ヘルペス⇨有熱時
- 口唇症（亀裂，びらん）⇨リボフラビン欠乏症
- 白色化⇨白板症（前癌状態のひとつ），パイプ喫煙者に多い
- 口唇の肥大⇨粘液水腫，クレチン症，先端肥大症

##### 1) 口臭
- 悪臭⇨口腔内不清潔，扁桃炎，気管支拡張症，肺化膿症，肝不全
- アルコール臭⇨アルコール摂取後，特に昏睡時などで重要
- アセトン臭⇨糖尿病性昏睡，低栄養状態，脱水症など
- 尿臭⇨尿毒症

##### 2) 口腔粘膜
- 粘膜疹⇨麻疹，猩紅熱，風疹，梅毒，薬物中毒

- コプリック　Koplik 斑（口腔粘膜の小斑点）⇨麻疹
- アフタ性口内炎：水疱から白い潰瘍ができる
- 黒い色素沈着⇨アジソン病

3）歯
- 虫歯　dental caries：頻度が多い
- 歯肉-歯槽膿漏：歯根部の粘膜の退縮と化膿⇨糖尿病，口腔の不衛生（敗血症などに移行することもある）
- 歯肉の過形成⇨単球性白血病，アレビアチン中毒

4）舌
- 舌の萎縮⇨舌下神経核の障害
- 舌の偏位⇨片麻痺で麻痺側にかたよる
- 舌の巨大化⇨先端巨大症，甲状腺機能低下症，アミロイドーシス
- 舌苔：舌表面が白色の層でおおわれる状態⇨口腔乾燥，熱性疾患，喫煙者
- 舌の黒色化⇨抗生物質の長期投与
- 舌の白色化⇨カンジダ感染，白板症（前癌状態）
- イチゴ舌⇨猩紅熱
- 舌下静脈の怒張（立位，座位でもみられる）⇨心不全，収縮性心膜炎

5）咽頭：下圧子で舌を下方へ圧迫すると見えてくる
- 咽頭の発赤⇨咽頭炎，ジフテリアなど
- 扁桃の肥大・発赤・表面の白苔⇨扁桃炎，ジフテリア，伝染性単核球症
- 扁桃の炎症が周囲へ広がると扁桃周囲膿瘍となり，疼痛，嚥下困難を伴う
- 口蓋麻痺：発声させても口蓋が上方へ移動しない⇨重症筋無力症，多発神経炎，灰白髄炎，進行性球麻痺，延髄腫瘍

e. 鼻の所見
- 鼻翼呼吸⇨呼吸困難の強いとき

- 鞍鼻⇨梅毒による鼻骨破壊による
- 赤鼻性痤瘡⇨大酒家，肝硬変
- 鼻出血⇨出血性素因，凝固系の異常，高血圧等
- 鼻中隔穿孔⇨梅毒

## 3 頸部・項部

### a. 強直（硬直）
- 種々の疾患でみられるが，前後方向の強直がみられる髄膜刺激症状（髄膜炎，脳炎，クモ膜下出血）が重要である

### b. リンパ節腫脹
- 頸部，項部，鎖骨上窩を視診，触診にて確認する
- 腋窩・鼠径部リンパ節も重要である
- リンパ節の大きさ・硬さ・形，集合しているかどうか，周囲との癒着の有無について観察

### c. 甲状腺
- 視診，触診にて甲状腺の大きさ，左右非対称の有無，硬さ，腫大，腫瘤の有無について観察

### d. 頸動脈
- 拍動の増強（興奮時，甲状腺機能亢進症，大動脈閉鎖不全症，高血圧など）・減弱（大動脈弓症候群）に注意

### e. 頸静脈
- 座位にても拡張していれば，心不全，上大静脈症候群などを疑う

## 4 胸部

### a. 胸郭・脊柱の視診
- 胸郭の左右差，乳腺の状態
- 樽状胸郭（前後が長く樽のような状態）
- 漏斗胸（胸骨下部が凹んでいる状態）
- 鳩胸（胸骨下部が前方に突出している状態）
- 後彎（脊柱が後方へ彎曲したもの）
- 前彎（脊柱が前方へ彎曲したもの）
- 側彎（脊柱が側方へ彎曲したもの）
- 呼吸の回数，呼吸の深さ，呼吸運動の左右差なども観察

### b. 胸部の触診
- 呼吸運動，声音振盪など

## 5 腹部
- 腹壁の視診：膨満，陥凹などをみる
- 腹部の触診：筋性防御，圧痛，異常抵抗，腫瘤の有無など

## 6 直腸・肛門
- 視診または触診（指診）にて行う
- 肛門部病変：痔核，痔裂，痔ろうがある
- 直腸疾患：直腸鏡にて腫瘍，ポリープなどを観察

## 7 性器
- 視診，触診にて観察する
- 大きさ，色調，浮腫および皮疹の有無，膿性分泌物の有無など

### 8 四肢

- おもに視診による
- 四肢の長さ・大きさの異常
    - 手足が大きく末端肥大あり⇨先端肥大症
    - 手足が細く長い⇨マルファン Marfan 症候群
- 四肢の変形⇨慢性関節リウマチなど
- 四肢の浮腫の有無，振戦，異常運動，温度，麻痺，バチ指，皮疹にも注意

## C 血圧の測定

- 一般には上腕動脈で測定
- 収縮期血圧（最高血圧）および拡張期血圧（最低血圧）を血圧計にて測定
- 一般には座位で測定するが，体位による変動がある場合があるので注意
- 右で測定するのを原則とする
- 聴診法で行うのが原則だが，触診法，自動血圧計による方法あり

## D 胸部の身体所見の取り方

### 1 打聴診総論

**a．打診法**
- 左手中指を皮膚に密着させ，その背面を右手でたたく
- 響きのよい音：清音（胸壁の深部に正常な肺がある場合）
- 響きの悪い音：濁音（胸壁の深部に肺病変がある場合，肺以外の組織がある場合）

- 響きの強い音：鼓音（胸壁の深部に空気そのものがある場合）

b. 聴診法
- 聴診器を用いて呼吸音を聞く
- 左右を比較しながら聴取するのが重要である

1）正常呼吸音
- 肺胞呼吸音：肺胞に空気が流入して拡張する音（口を F 音を発する形とし，吸気する音）
- 気管支呼吸音：声門-気管支で発生して気管支を伝わって聞こえる音（ドイツ語の ch 音を発する形で息を強く吐く）

2）異常呼吸音
- 2. 肺の身体的所見— c. 聴診の実際の項を参照

## 2 肺の身体的検査

a. 胸部の基準線と領域（図 2-3）
1）縦の基準線
- 胸骨中央線：胸骨の中央を通る線
- 胸骨線：左右の肋軟骨の胸骨付着部（胸骨縁）を通る線
- 鎖骨中央線：鎖骨中央を通る線
- 乳頭線：乳頭を通る線
- 前腋窩線：腋窩の前境界を通る線
- 腋窩中央線：腋窩の中央を通る線
- 後腋窩線：腋窩の後境界を通る線
- 脊柱中央線：脊柱の棘突起を通る線
- 肩甲骨線：肩甲骨の下角を通る線

2）水平の基準
- 前面（胸部）：第 2〜4 肋骨を基準として判断する
- 後面（背部）：椎骨突起で示す

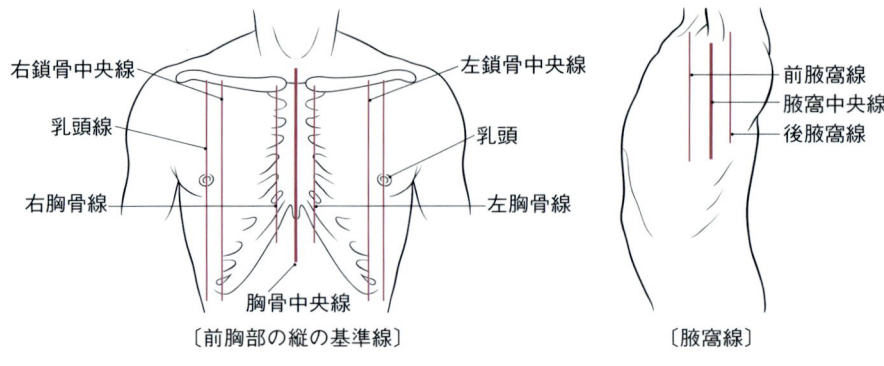

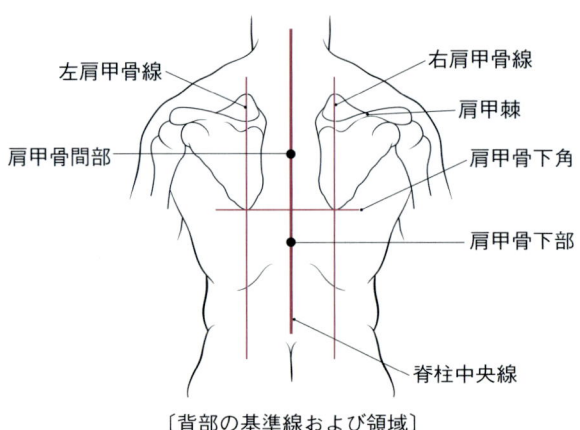

図 2-3　基準線

### b. 胸部打診の実際

#### 1）肺境界の決定

- 肺肝境界：右鎖骨中央線での肺の下界が肝との境界となり，打診で容易に判定
- 肺の下界の呼吸性変動：安静時 1 cm，深呼吸時 3 ～ 5 cm
- 肺肝境界の異常上昇：両側⇨腹圧上昇，腹水など
  　　　　　　　　　　片側⇨胸水，無気肺，横隔神経麻痺など
- 肺肝境界の異常下降：両側⇨肺気腫，気管支喘息発作時
  　　　　　　　　　　片側⇨気胸

- 肺肝境界の不明瞭化⇨胸膜癒着時など

2）打診で濁音を呈する場合
- 胸膜直下で 3 cm 以上の肺内含気低下病変（肺炎，無気肺，腫瘍，肺梗塞など）
- 胸水があるとき

3）打診で鼓音を呈する場合
- 空洞，嚢胞，嚢腫，気胸など

## c. 聴診の実際
1）正常呼吸音
- 肺胞呼吸音：主として吸気時に聞かれる
- 気管支呼吸音：喉頭，気管前部，肩甲骨間部で聞かれる
- 他の部位で聞かれるときは異常

2）異常呼吸音
- 呼吸音の鋭利化（呼吸音が強く鋭くなる）⇨気管支炎，肺炎など
- 粗糙呼吸音（肺胞音が粗くなる）⇨気管支炎，肺炎など
- 呼気の延長⇨気管支喘息，肺気腫，気管支炎など
- 呼吸音の減弱
    胸膜の病変：浸出性胸膜炎，気胸，胸膜肥厚
    肺実質病変：肺気腫，肺水腫など
    気道の狭窄：喉頭水腫，喉頭痙攣，気管支狭窄，気管支閉塞など
    呼吸運動の制限：呼吸筋麻痺，横隔膜の運動制限，肋骨骨折，胸痛など

3）気管支呼吸音の聴取範囲の拡大
- 気管支呼吸音が生理的に聞かれる以外の場所で聞かれる
- 気管支拡張症，空洞，肺炎，肺化膿症，無気肺など

4）ラ音（ラッセル音）rale
- 呼吸に際して痰の存在や気管支の狭窄，肺胞の異常などにより発生する雑音

- ラ音の分類
    - ①連続性ラ音
        - 高音性 wheeze：気管支平滑筋収縮により聞かれる（気管支喘息，肺気腫など）
        - 低音性 rhonchus, rhonchi：気管支内分泌物，気管支狭窄により聞かれる（気管支拡張症，肺炎など）
    - ②断続性ラ音
        - 粗いもの coarse crackles：肺胞内の浸出性病変で聞かれる（肺炎など）
        - 細かいもの fine crakles：間質性病変で聞かれる（間質性肺炎，過敏性肺臓炎，薬剤性肺炎など）

5）**胸膜摩擦音**
- 胸膜の浸出性病変で，線維素が析出，沈着して胸膜面が粗糙になったときに聞かれる
- 吸気，呼気ともに聞かれることが多い

### d. 声音振盪
- 患者に低い声で「ひとーつ，ふたーつ」等声を出させ，胸郭に伝わる振動を手で感ずる方法
- 聴診器で聞く方法は声音聴診という
- 声音振盪が亢進する場合⇨浸出性肺病変（肺炎，肺水腫，肺結核など），無気肺など
- 声音振盪が減弱する場合⇨気胸，胸水貯留，中枢気道の閉塞など

## 3 心血管系の身体的検査
- 脈拍，血圧を測定し，心臓の診察をする

### a. 視診
- 坐位または仰臥位とする

- 前胸壁の対称性
- 心尖拍動の位置・強さ，異常拍動の有無
- 右胸心では心尖拍動は右側前胸壁

1）心尖拍動
- 位置：正常では左第4ないし第5肋間鎖骨中央線のやや内側
- 深吸気で息をとめると第6肋間へ，左側臥位では左に約2cm移動
- 心膜癒着では移動性がなくなる
- 心尖拍動の移動：心臓の著明な拡大で左方へ
- 性質：肋間がゆっくりと強くもち上がりドーム形（大動脈弁閉鎖不全症で特徴的）
- 心尖拍動の強さ：必ずしも心臓の収縮力と一致しない

2）異常拍動
- 収縮期陥凹：肋間のみでなく肋骨も収縮期に陥凹（癒着性心膜炎）
- ブロードベント徴候：収縮期に心尖部が陥凹し同時に左側の背中の第11・12肋骨部が陥凹（癒着性心膜炎）
- シーソー運動：三尖弁逆流では右房が拡大し右季肋部が膨隆

3）頸静脈
- 仰臥位で上半身を水平から30°持ち上げ，頸部右側を切線方向から観察
- 頸静脈圧：右房内の圧変動の指標，吸気時に下降し，呼気時に上昇
- 右心系の閉塞で静脈圧が上昇⇨肺高血圧症，肺動脈弁狭窄症，肺塞栓症，うっ血性心不全
- 循環血液量減少で静脈圧は低下

b. 触診
- 心尖拍動の位置に手掌をあてる
- 心膜摩擦音　pericardial friction rub
- 振戦　thrill：狭窄部を血流が通過するときの渦流の血管壁での振動

### c. 打診
#### 1）正常の心濁音界
- 絶対的心濁音界：心臓が前胸壁に接する部分
    - 右：胸骨左縁
    - 上：第4肋骨
    - 左：心尖拍動（第5肋間，鎖骨中央線より1～2横指内側）
- 比較的心濁音界：肺組織を介して濁音を呈する部分
    - 右：胸骨左縁
    - 上：第3肋骨
    - 左：鎖骨中央線のやや内側，心尖拍動の外側

#### 2）心濁音界の生理的変動
- 横隔膜の高さに影響する
- 吸気時に横隔膜は下降し濁音界は小さく，呼気時に大きくなる

#### 3）心濁音界の位置の変化
- 妊娠，腹水，卵巣腫瘍，腹膜炎などで横隔膜は上昇し濁音界は拡大
- 一側の胸水貯留で対側へ増大
- 一側の気胸では健側へ移動

#### 4）心濁音界の減少
- 肺気腫症では濁音界は減少

#### 5）心濁音界の増大
- 大動脈弁閉鎖不全症：拡張肥大したものは増大する
- 心拡大：大動脈弁閉鎖不全症，大動脈弁狭窄症，僧帽弁閉鎖不全症，高血圧症など
- 左室拡大により，濁音界は左方やや下方に増大
- 僧帽弁狭窄症，肺動脈弁および三尖弁閉鎖不全症など：右室拡大により濁音界は左上方（第2肋骨まで）胸骨縁から右方まで増大
- 心膜液貯留：滲出性心膜炎では濁音界はあらゆる方向（球形）に大きくなる
- 癒着性心膜炎：絶対的濁音界が著明に左右に増大

### d. 聴診

- 聴診器を胸壁に強くあてると高音，軽くあてると低音をよく聴取
- 低音（僧帽弁口，三尖弁口）にベル型，高音（大動脈弁口，肺動脈弁口）に膜型を用いる
- 坐位および臥位（仰臥位，ときに左側臥位）で行う
- 心膜摩擦音は臥位で聴取する
- 心音は胸壁の厚さ，骨格や肺気腫状態などにより強さはさまざま
- 聴診部位

    僧帽弁領域……心尖部
    三尖弁領域……第 5 肋間胸骨右縁−胸骨下端部
    大動脈弁領域…第 2 肋間胸骨右縁
    肺動脈弁領域…第 2 肋間胸骨左縁
    Erb の領域……第 3 肋間胸骨左縁

## 1）正常心音

- 第 I 音：心室収縮期の始まりにきかれる
- 第 II 音：心室収縮期の終わりにきかれる
- 若年者，幼小児ではしばしば第 III 音がきかれる

### a) 第 I 音

- 心室収縮と同時に起こる音
- 房室弁（主として僧帽弁，三尖弁）の閉鎖音と心筋の収縮音よりなる

### b) 第 II 音

- 高く持続が短い
- 収縮期の終わりに半月弁（大動脈弁，肺動脈弁）閉鎖により起こる
- 大動脈弁成分（IIA）と肺動脈弁成分（IIp）がある（IIA，IIp の順）

### c) 第 III 音

- 第 II 音のすぐあとに，拡張期に起こり，短く弱い低調音
- 若年者および幼小児の臥位で心尖部に

## 2）心音の変化

- 音の亢進と減弱は必ずしも心疾患を意味しない

- I 音は分裂，II 音に関しては分裂と呼吸による変化を記載する
- 心音の亢進⇨運動，興奮，甲状腺中毒症，その他心活動を増すような状態
- 減弱⇨安静，肥満，肺気腫，心膜液貯留など

a) 第 I 音の変化

　①第 I 音亢進
- 僧帽弁狭窄症（強く鋭い），三尖弁狭窄症，心房中隔欠損症
- 心活動の亢進時（甲状腺機能亢進症，運動，発熱など）

　②第 I 音減弱
- 心室活動の減弱，心筋梗塞，心筋炎，左心不全，ショック，房室ブロックなど
- 弁膜症：僧帽弁閉鎖不全症，大動脈弁閉鎖不全症，大動脈弁狭窄症
- 心外性：肺気腫，心膜炎，肥満など

b) 第 II 音の変化
- IIp 亢進⇨肺循環の抵抗増大を示す：僧帽弁狭窄症，アイゼンメンジャー Eisenmenger 症候群（複合），心房中隔欠損症などの先天性心疾患，左心不全，肺梗塞，気管支・肺疾患（広汎な大葉性肺炎，肺気腫，肺線維症など）
- IIp 減弱⇨右心不全，肺動脈弁狭窄症で減弱
- IIA 亢進⇨高血圧症，大動脈壁または弁の動脈硬化などで
- IIA 減弱⇨左室から大動脈へ流入する血液量が減少する場合
- 第 II 音の分裂
    - 正常第 II 音は吸気時に分裂し，呼気時に単一となる
    - 第 II 音の吸気時分裂：吸気時の胸腔内圧低下による静脈還流の増加と右室駆出時間の延長による

c) 奔馬調律　gallop rhythm
- 心周期の間にきかれる三部調律の過剰な音
- 拡張期奔馬調律（S3 ギャロップ）：心筋の重篤な衰弱を示し，予後不良

d）心膜摩擦音　pericardial friction rub
- 心臓の拍動による臓側・壁側の両方の心膜の摩擦により生ずる

3）**心雑音**　heart murmur
- 血流の心室通過時の渦や小血管から大血管への通過による正常血流の障害により発生

a）雑音の発生
- 弁の傷害：弁口が完全に閉じない（閉鎖不全），瘢痕性に弁口がせまくなり充分に開かない（狭窄）
- 弁口の拡大：閉鎖不全

b）雑音診断上の注意
　①心周期との関係
- 収縮期雑音：第Ⅰ音と第Ⅱ音の間，必ずしも器質的心疾患を示さない
- 前収縮期雑音：拡張期の終わりに始まり次の第Ⅰ音まで続く雑音
- 拡張期雑音：第Ⅱ音と次の第Ⅰ音との間，ほとんど常に病的
　②雑音の部位と最強点
- 心尖部で最も強い雑音：多くは僧帽弁による
- 左第2肋間で最もよくきこえる収縮期雑音：肺動脈弁で産生
- 大動脈の拡張期雑音：左第3肋間胸骨左縁（Erbの領域）で最もよくきかれる
　③雑音の性質
- 僧帽弁狭窄症：低い音で，遠雷様　rumbling，輪転様　rollend
- 大動脈弁閉鎖不全症：高調性で　blowing（吹鳴性），giesend（潅水性）
　④雑音の強さ（レバイン　Levine）
- 第1度：ごく軽く，注意深くきかなければききのがすくらい
- 第2度：聴診器をあてれば特に耳をすまさなくてもきこえる
- 第5度：聴診器をあてると初めてきこえるうち最も強いもの
- 第6度：聴診器をあてなくてもきこえる強いもの
- 第3,4度：第2度と第5度の間

⑤運動・呼吸・体位との関係
- 運動後には血流速度が増すためにきこえやすい
- 多くの雑音は深呼気位でよくきこえ，吸気では弱くなる
- ほとんどすべての雑音は体位で変化
- 僧帽弁狭窄症の拡張期雑音：左側臥位で
- 大動脈弁閉鎖不全症の拡張期雑音：<u>坐位や前屈位や立位</u>で

c) 雑音の分類
- 器質性雑音：弁膜に器質的変化があり生ずる
- 機能性雑音：多くは無害性

d) 収縮期性雑音　systolic murmur
　①心尖部
- 機能性雑音：収縮初期または中期に
- 器質性雑音：僧帽弁閉鎖不全症で高く粗い雑音

　②肺動脈弁領域
- 機能性雑音
  - 小児，若年者にはしばしばきかれる
  - 運動や発熱で増強
- 器質性雑音
  - 肺動脈弁狭窄症：左上胸部できかれる収縮期全体に粗く高い音
  - 動脈管開存症，大動脈領域からの伝達など

　③大動脈弁領域
- 収縮期雑音はほとんど器質性
- 動脈硬化による大動脈拡張（限局性），大動脈弁狭窄症，大動脈瘤，他からの伝達で

e) 拡張期性雑音　diastolic murmur
- ほとんどが器質性
　①心尖部
- 僧帽弁狭窄症：拡張中期から拡張期後半を占める短い遠雷様 rumbling 雑音

②肺動脈弁領域
- グラハム-スティール Graham-Steell 雑音：僧帽弁狭窄症に最も多く，IIp は亢進

③大動脈弁領域
- 大動脈弁閉鎖不全
- 比較的大動脈弁閉鎖不全：動脈硬化，梅毒による大動脈拡張，高血圧症，甲状腺中毒症，重度貧血

④三尖弁領域
- 三尖弁狭窄症：胸骨下部できこえる僧帽弁狭窄症より高調の雑音

f）連続性雑音 continuous murmur
- ほとんど血管性
- 動脈管開存症，大動脈中隔欠損症，動静脈瘻 など

4）血管の聴診

a）動脈の聴診
- 正常でも頸動脈，鎖骨下動脈では血管音をきく
- 大動脈弁閉鎖不全症：頸動脈で粗い収縮期雑音
- 大動脈弁狭窄症：頸動脈，鎖骨下動脈で収縮期雑音が伝達
- 大動脈縮窄症：頸動脈，鎖骨下動脈，左肩甲骨角で収縮期雑音
- 大腿動脈音 femoral sound：大動脈弁閉鎖不全症，甲状腺機能亢進症，脚気，発熱で

b）静脈の聴診
- こま音 venous hum：右頸静脈にきこえる持続性のやわらかい音⇨重度貧血，甲状腺機能亢進症 など

5）肺の聴診
- 左心不全における肺うっ血の有無と程度を知るために重要
- 一般に湿性ラ音，主に両背下部に

## E 腹部の身体所見の取り方

- 通常は仰臥位，必要に応じ側臥位，半坐位，立位

### 1 視診

#### a. 腹壁表面の性状

**1）色調**
- 皮膚の乾燥の程度，貧血・黄疸の有無
- 皮下出血，紫斑（出血傾向），引っかき傷（掻痒感），色素沈着

**2）線条，瘢痕**
- 皮膚線条 striae cutis：下腹部に体の長軸方向に走る白色調の線
- 肥満，クッシング症候群，妊娠などの急激な腹部の膨隆による
- 手術瘢痕，創傷治癒痕

**3）発疹**
- 薬疹，発疹性感染症

**4）腹壁静脈**
- 通常臍より上は上行性，臍より下は下行性の血流
- 門脈や大静脈の血行障害により拡張，怒張
- 血流の方向・流入状態を示指，中指で観察（図2-4）
- 下大静脈の血流障害では，腹壁静脈はすべて上行性
- 上大静脈の血流障害はすべて下行性

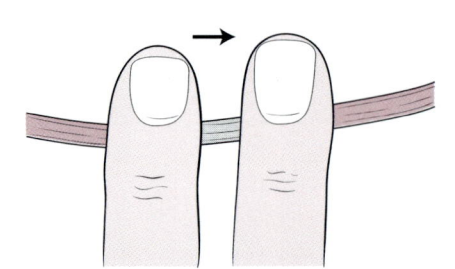

**図2-4 血流方向の観察**
検者の右第2・3指をそろえて静脈の上に押しつけ，第3指を右方にしごくように動かすと静脈は虚脱する．
①第3指を持ち上げ静脈の虚脱が解除されれば血流は右方から．
②虚脱が解除されなければ左方から．

5）臍
- ヘルニアや癌転移の有無

b. 呼吸による腹壁の動き
- 疼痛，腹水，横隔膜麻痺で動きが減少

c. 腹部の陥凹　abdominal retraction
- 全体的な陥凹⇨高度のやせ，腹膜炎の初期
- 局所的な陥凹⇨腹壁の瘢痕，腹直筋の離開

d. 腹壁の膨隆　abdominal distension
1）全体的な膨隆
- 腹水　ascites，鼓腸　meteorism，妊娠，肥満，巨大卵巣嚢腫
- 腹水では仰臥位で側腹部が膨隆
2）局所的膨隆
- 腫瘤（胃癌，肝腫瘍，脾腫，腎腫瘍，膵嚢胞，腎嚢胞，大腸癌，リンパ節）
- 拡張した消化管（幽門狭窄，急性胃拡張，イレウス）
- 膀胱（尿閉）

e. 蠕動不安
- 消化管の通過障害（腸閉塞，腸重積，幽門狭窄）で腸管蠕動が亢進

f. 拍動可視
- 腹部大動脈瘤で心窩部に著明な拍動

## 2 触診

- 仰臥位で両下肢を屈曲し患者の右側で
- 反跳痛　rebound tenderness：圧迫していた手を急に離すとひびく疼

痛（炎症が壁側腹膜に波及）

### a. 正常の触診所見
1）肝
- 正常では肝は触知しないか，肋骨弓下にわずかに下縁を触れる程度
- 辺縁は鋭，軟，表面平滑で圧痛なし

2）腎
- 患者の右側で双手診で行う

a）右腎
- 右手を右季肋下，左手を背部から両手に腎をはさむようにして深呼吸させる
- 移動性のある平滑な球状物として触知（浮球感　ballottement）

b）左腎
- 通常触れない

3）結腸
- 腸内ガスや糞便が貯留していると正常でも結腸を触れる

4）腹大動脈
- やせた人では正常でもしばしば拍動の強い腹大動脈を正中線上に触れる

5）腰椎
- やせた人では触れやすい

6）脾
- 右半側臥位あるいは仰臥位で患者の右側から双手診で行う
- 正常では触知しない

7）その他
- 胆嚢，膵，胃，小腸，骨盤内臓器などは正常では触れない

### b. 腹壁の緊張亢進
- 筋性防御：病変部に近い腹筋が反射的に緊張して硬く触れる

- 腹部全体にみられる⇨汎腹膜炎
- 限局性にみられる⇨急性胆嚢炎（右上腹部），急性膵炎（左上腹部），急性虫垂炎，盲腸周囲膿瘍，憩室炎（右下腹部）など

#### c. 腫瘤の触知
- 部位，大きさ，形，表面の性状，硬さ，圧痛，呼吸性移動など

#### d. 圧痛と圧痛点
1) 圧痛点（図 2 - 5）
- マクバーネイ　McBurney 点：右上前腸骨棘と臍を結ぶ線の中央部（虫垂炎）
- ランツ　Lanz 点：左右上前腸骨棘を結ぶ線の左外側 1/3 と中 1/3 の境界部（虫垂炎）
- キュンメル　Kümmel 点：臍の左下 1～2 cm の点（虫垂炎）
- 小野寺点：腸骨稜下方（胃・十二指腸潰瘍）
- ボアス　Boas 点：第 12 胸椎左側（胃・十二指腸潰瘍）

2) 反跳痛　rebound tenderness
- ブルンベルグ　Blumberg 徴候：右下腹部（急性虫垂炎）
- ローゼンスタイン　Rosenstein 徴候：右下腹部の圧痛が背臥位より左

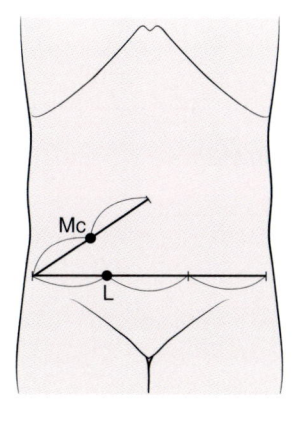

図 2-5　圧痛点
Mc：マクバーネイ点
L：ランツ点

臥位で増強（急性虫垂炎）
- ロブシング Rovsing 徴候：下行結腸にそって上行性に圧迫すると右下腹部に疼痛（急性虫垂炎）

e. 波動 fluctuation
- 側腹部に手掌をあて対側を指で軽く叩くと振動する
- 腹部に液体が貯留⇨腹水，卵巣嚢腫，腹膜偽粘液腫，膵嚢胞，膿瘍

## 3 打診

- 鼓音⇨消化管内のガス貯留や腹腔内遊離ガスなど
- 濁音⇨肝，脾腫など実質臓器の腫大，腫瘤，腹水
- 叩打痛⇨肝炎，肝膿瘍，うっ血肝，横隔膜下膿瘍など

## 4 聴診

a. 腸雑音
- 正常では間欠的にグル音を聴取
- 麻痺性イレウス：腸雑音が消失
- 腸管の狭窄・閉塞：高調で金属性となり亢進

b. 振水音
- 幽門狭窄：胃に内容と空気があり腹壁を揺り動かすと聴取される

c. 血管性雑音
- 腹部大動脈の狭窄・動脈瘤，腎動脈狭窄

## F 神経学的所見の取り方

### 1 精神・知能系

- 記憶：最後の食事の内容を質問
- 見当識：場所・時間・人物の認識
- 計算力：「100 から 7 を繰り返して引き算」させる

#### a. 意識
#### 1) 意識レベルの評価
- 清明：質問に対して素早く適切に答える
- 傾眠：呼名により開眼，簡単な質問には短く答えられるがまもなく眠ってしまう
- 昏迷：傾眠より強い刺激で反応するが言葉，動作での意思表現はより不充分
- 半昏睡：周囲の状況や刺激に無反応に開眼，痛み刺激に対して四肢を動かす
- 昏睡：閉眼し四肢の自動運動もみられない（逃避反射，除脳硬直姿勢）
- 深昏睡：すべての反射が消失

#### 2) 意識レベルをあらわす方法
- JCS（Japan coma scale）3-3-9 度方式（表 2-1），GCS（Glasgow coma scale）などがある
- 意識障害の機序と原因疾患および発症時の状況と疑われる疾患につき表 2-2，表 2-3 に示す

#### 3) 特殊な意識障害
a) せん妄 delirium
- 幻覚，妄想，興奮状態
- 軽度ないし中等度の意識障害
- 比較的急速な発症で，多くは 1 週間以内の持続

### 表 2-1　Japan coma scale（3-3-9 度方式）

Ⅰ．刺激しなくても覚醒している状態（1 桁で表現）
  （delirium, confusion, senselessness）
  1．だいたい意識清明だが，いま一つはっきりしない．
  2．時・人・場所がわからない（見当識障害）．
  3．自分の名前，生年月日が言えない．
Ⅱ．刺激すると覚醒する状態：刺激をやめると眠り込む（2 桁で表現）
  （stupor, lethargy, hypersomnia, somnolence, drowsiness）
  10．普通の呼びかけで，容易に開眼する．
  20．大きな声，または体をゆさぶることにより開眼する．
  30．痛み刺激を加えつつ呼びかけを繰り返すと，かろうじて開眼する．
Ⅲ．刺激しても覚醒しない状態（3 桁で表現）
  （deep coma, coma, semicoma）
  100．痛み刺激に対して，はらいのけるような動作をする．
  200．痛み刺激で少し手足を動かしたり，顔をしかめる．
  300．痛み刺激に全く反応しない．

注）R：不穏状態　restlessness，I：失禁　incontinence，A：無動性無言　akinetic mutism，失外套状態　apallic state．例：100-Ⅰ，20-RI．意識清明例は "0" と表現．

- 近接記憶や見当識（とくに時間）・睡眠覚醒リズムの障害

b）錯乱　confusion
- 興奮状態で，幻覚は認めない

c）無動無言　akinetic mutism
- 四肢は動かないで眼球を不随意的に動かしている
- 口唇の刺激により反射的に嚥下・咀嚼運動がみられることも

d）失外套症候群　apallic syndrome
- 無動無言と似ている
- 大脳皮質・白質の広範囲の障害で起こる
- 睡眠と覚醒のリズムは保たれる

e）閉じこめ症候群　locked-in syndrome
- 脳幹底部の障害による
- 無動無言ではあるが眼球の動きで意思表示が可能

**表 2-2　意識障害の機序と原因疾患**

■頭蓋内器質的疾患による脳損傷
　脳卒中，脳腫瘍，脳膿瘍，硬膜下血腫，髄膜炎，くも膜下出血，頭部挫傷
■頭蓋外疾患による脳障害
　1. 呼吸機能障害による脳障害
　　　a. 低酸素血症による脳低酸素症
　　　　　ARDS，急性肺水腫，肺線維症（拡散障害による）
　　　b. 高炭酸ガス血症による $CO_2$ ナルコーシス
　　　　　慢性呼吸不全の急性増悪，睡眠薬などの呼吸抑制をきたす薬剤の服用，神経筋疾患（ALS など），喘息発作（肺胞低換気や換気・血流不均等分布による）
　　　c. 呼吸性アルカローシスによる意識障害
　　　　　過剰換気症候群
　2. 循環機能障害による虚血性脳障害
　　　　　急性心不全（心筋梗塞），高度の徐脈（アダムス-ストークス Adams-Stokes 症候群），ショック
　3. 代謝・内分泌疾患による代謝性脳障害
　　　　　尿毒症性昏睡，肝性昏睡，糖尿病性昏睡，低血糖，アジソン Addison 病，腫瘍随伴症候群（骨転移，PTHrP 産生による高 Ca 血症，SIADH による低 Na 血症）
　4. 中毒性脳症
　　　　　薬物，アルコール，有毒ガス，有機溶媒

ARDS：急性呼吸促迫（障害）症候群，ALS：筋萎縮性側索硬化症，PTHrP：副甲状腺ホルモン関連蛋白，SIADH：抗利尿ホルモン不適合分泌症候群

**表 2-3　発症時の状況と疑われる疾患**（水島　豊．意識障害．In: 呼吸器病 New Approach 1. 東京: メジカルビュー社，2001. p.196-201）

| 発症時の状況 | 疑われる疾患 |
| --- | --- |
| 突発性 | 脳卒中，くも膜下出血，心筋梗塞，アダムス-ストークス症候群 |
| 亜急性〜慢性 | 脳腫瘍，脳膿瘍，慢性硬膜下血腫，脱水 |
| 痙攣を伴う | てんかん，脳卒中，脳腫瘍 |
| 激しい頭痛を伴う | くも膜下出血，脳出血，高血圧性脳症，髄膜炎 |
| 発熱に続発 | 脳炎，髄膜炎，脳膿瘍，SLE による CNS 症状 |
| 周囲の状況から | 頭部外傷，薬物中毒，アルコール中毒，CO 中毒 |

SLE：全身性エリテマトーデス，CNS：中枢神経系

### b. 記憶　memory
- 新しい記憶が最初に障害され，古い記憶は比較的よく保たれる
- 記憶に問題がある患者には記銘力の検査も行う

## 2 脳神経系

### a. 嗅神経
- 嗅覚の左右差

### b. 視神経
- 視力と視野はどうか（一眼ずつ）
- 視野欠損の有無
- 視野狭窄：最も多いのは同円性求心性視野狭窄（視神経萎縮）
- 半盲：視野の半分がみえない
- 同名半盲：視交叉より中枢の病巣による患側の眼の鼻側と対側の眼の耳側の視野欠損（右同名半盲といえば病変は左側）
- 異名半盲
    両耳側半盲⇨視交叉を圧迫する腫瘍（下垂体腺腫，頭蓋咽頭腫，髄膜腫）
    両鼻側半盲⇨視交叉の両外側からの圧迫（まれ，両側内頸動脈瘤など）

### c. 動眼・滑車・外転神経
- 動眼神経
    眼瞼挙筋，上・内・下直筋，下斜筋を支配
    眼瞼の挙上，水平・垂直眼球運動，輻輳を行う
    毛様体と瞳孔括約筋を支配し縮瞳させる
- 滑車神経：上斜筋を支配
- 外転神経：同側の外直筋を支配，介在ニューロンで対側の内直筋も支配

1）瞳孔
- 外側方から柔らかく照射して観察（左右差，形，瞳孔の収縮）
- 2 mm 以下を縮瞳，5 mm 以上を散瞳という
- 瞳孔不同：テントヘルニアでは動眼神経麻痺による同側の散瞳，星状神経節ブロックでは交感神経麻痺による同側の縮瞳
- 眼瞼下垂 ptosis：上眼瞼が下垂して瞳孔にかかっていれば異常
- 対光反射：一側の眼に光を入れると同側が縮瞳し，光を除くと散瞳（直接対光反射），対側でも同様の反応（間接対光反射）
- 調節反射：指の先端を患者にみつめさせてゆっくり患者の鼻先に近づけると，縮瞳し両眼球が正中に近づく

2）外眼筋運動
- 示指の先端をゆっくり水平または上下に動かし患者に追視させ判定

3）眼振
- 各方向に眼球を追視移動させたとき眼球が不随意に振動
- 眼振の方向：一側に速く動き反対側にゆっくり戻るときの速く動く向き
- 前庭眼振
    迷路や前庭神経核の刺激で，常にめまいを伴う
    緩徐相が対側，破壊病巣では緩徐相が病側
- 小脳性眼振：眼球運動の失調で，病巣を示さない

4）毛様体脊髄反射
- 頸部をつねるか針で疼痛刺激を与えると両側とも散瞳

5）眼球運動
- 正面かつ遠方注視位で眼球の位置を確認
- 複視の訴えや斜視にも注意
- 外転神経麻痺：外側直筋が麻痺し内斜視，眼を外転させると複視が増強
- 滑車神経麻痺：内方視はできるが下方視ができない
- 核上性眼筋麻痺：大脳皮質障害，橋・中脳障害による

- 核間性眼筋麻痺（内側縦束症候群）：中脳から頸髄の内側縦束の中脳レベルでの障害（一側側方視で対側眼の内転ができないが輻輳可能，外転した眼のみ眼振）

### d. 三叉神経：顔面の知覚と咀嚼筋を支配
- 顔面の知覚：軽い痛覚刺激を両頬に加え，知覚低下や左右差をみる
- 運動
  歯ぎしりをさせ，咬筋の収縮を観察
  開口させて下顎が正中を動くか偏位するか（麻痺側に偏位）
  咀嚼筋の萎縮の有無
- 知覚解離：顔の中心（鼻部）と周辺（頬部）の知覚障害の差の有無
- 下顎反射（咬筋反射）：軽く口を開けさせ顎中央に人差し指をあてハンマーで指をたたく
- 角膜反射：外側上方を注視させ，綿先を細くしたもので対側の眼球結膜を軽く刺激すると反射的に瞬目が両眼に起こる

### e. 顔面神経
- 顔面の表情筋と随意筋（眼輪筋，口輪筋）を支配
- 表情筋
  問診のとき表情に注意
  ミオパシー様顔貌　myopathic face：表情が乏しい
- 随意筋
  鼻唇溝の左右差（片側性の病変では麻痺側が浅い）
  口角の左右差，広頸筋の収縮の左右差（広頸筋徴候）

### 1）反射
- ベル　Bell 現象：眼輪筋麻痺による眼瞼閉鎖不全
- 眼輪筋反射：外眼角外側を軽くつまみ検者の指をハンマーで叩き眼輪筋収縮を観察（中枢性病変で亢進）
- 口輪筋反射：上口唇を打診すると上口唇と口角が上がる（錐体路およ

び錐体外路障害）
- 吸引反射：新生児
- クボステック徴候 Chvosteks sign：耳前部を軽く叩打すると同側顔面筋が痙縮（テタニーなど）

### 2）分泌
- 涙分泌の過多・過小
- 分泌枝障害による分泌低下で角結膜炎，口腔乾燥（シェーグレン Sjögren 症候群）

### 3）知覚障害
- 舌の前 2/3 の味覚は顔面神経支配

### 4）運動麻痺

#### a）末梢性顔面神経麻痺
- 顔面神経核または末梢神経障害による
- 患側表情筋麻痺：患側の額に皺がみられず，眉が下がり閉眼できず（兎眼），口角下垂，発語障害（パ行）

#### b）中枢性顔面神経麻痺
- 顔面下部のみの麻痺
- 発語障害はまれ

## f．聴神経
- 蝸牛神経（聴覚）と前庭神経（平衡協調，位置覚）

### 1）聴力
- 自覚症状の有無
- リンネ Rinne 試験：音叉を乳様突起に当てて（骨伝導）音が消失してから耳前にもってくる（空気伝導）
- 空気伝導音が骨伝導音より 2 倍長く聴かれる場合正常でテスト陽性（正常および感音性難聴では空気伝導の方が長い）
- 伝音性難聴（中耳障害）では骨伝導の方が長く聞こえる（テスト陰性）
- ウェーバー Weber 試験：額の中央に当てた音叉の振動が偏位するか

- 感音性難聴（聴神経または迷路の障害）では健側に大きく聞こえる（テスト陰性）
- 伝音性難聴では患側によく聞こえる（テスト陽性）

**2）平衡機能**
- 足踏みテスト：閉眼させ足踏みを1分間させる（前庭脊髄反射を調べる）
- 姿勢偏位：継ぎ足歩行をさせる
- 温度眼振試験（カロリックテスト caloric test）：冷水（20〜25℃）や温水（50〜55℃）を10 cc の注射器でゆっくり外耳道に注入
    - 正常では冷水刺激で刺激側が眼振緩徐相，対側が急速相（温水では逆）
    - 前庭神経障害では眼振が誘発されない

### g. 舌咽神経・迷走神経：嚥下運動と咽頭の知覚を支配
- 咽頭反射：舌圧子で軽く咽頭後壁に触れると反芻運動が起き嘔気を催す（感覚枝は舌咽神経，運動枝は迷走神経）
- 口蓋反射：口蓋垂，軟口蓋を舌圧子で触れると，口蓋垂と軟口蓋が挙上（感覚枝は舌咽神経，運動枝は迷走神経）
- カーテン徴候：麻痺側の口蓋垂が下垂し健側へ傾斜（一側迷走神経麻痺）
- 声帯：嗄声 hoarseness，失声 aphonia
- 嚥下障害：固形物より流動物の嚥下時に障害

### h. 副神経
- 胸鎖乳突筋：患者の顔面下部に手を当て，抵抗に逆らって側面を向くように指示し，このとき収縮する筋膜の大きさで萎縮の有無・左右差を観察
- 僧帽筋：両肩をすくめさせ，それに抵抗を加え筋力を調べる（麻痺側は挙上できない）

- 肩甲骨の左右差を観察（麻痺側は上部が外下に，下部が内上に偏位）

i．舌下神経
- 舌の萎縮・線維性萎縮の有無
- 舌運動に対する中枢性支配は一側性（オトガイ舌筋）
- 一側性麻痺：舌の前端は患側に偏位
- 両側性麻痺：歯列を越え前方に突き出すことが困難

## 3 運動（四肢・体幹）系

### a. 立位と歩行
- ロンベルグ　Romberg 試験：両足をそろえ，つま先を閉じ閉眼させる（両手を前方に挙上）→身体が動揺し倒れれば陽性（深部位置覚の障害）
- 片足立ち：閉眼片足立ちが 10 秒以上可能なら正常
- 痙性歩行　compass gait：外旋し足を前に出す（核上性麻痺）
- 大腿内転筋の痙性が強ければはさみ足歩行
- 失調性歩行：軽度では両下肢を広げよろめき，強くなると継ぎ足が困難（小脳失調，前庭神経障害）
- 垂れ足歩行：足関節の背屈困難で下腿を持ち上げて歩く（末梢性障害）
- 小刻み歩行（前方突進歩行）：歩行開始後次第に早足になり前に倒れる（パーキンソン病）

### b. 運動系と神経学的検査
1）筋トーヌス
- 筋トーヌス：骨格筋の不随意な緊張
- 手・肘・足・膝関節などを他動的に動かし判断
- 筋トーヌス亢進
    痙縮：折り畳みナイフ現象（錐体路障害）
    固縮：鉛管様硬直（屈筋も伸筋も緊張亢進）

## 2）不随意運動
- 振戦：四肢の細かい律動的な動き（静止時振戦，運動時振戦）
- 線維束攣縮：皮膚を通してみられる筋の細かい収縮運動
- ミオキミア　myokymia：やや大きい節束のゆっくりとした粗い動き
- ミオクローヌス　myoclonus：速い収縮
- 舞踏病様運動：口唇，舌，頭，手，指などにみられる比較的早い運動（主に遠位筋）
- アテトーゼ：ゆっくりのたうち回る不規則な運動
- ジストニー：比較的遅い，長く続く，力強い，ねじ曲げるような動き（躯幹筋など）
- ヘミバリスムス：上肢などを投げ出すように，また打ちつけるようにする極めて激しい片側性の不随意運動（近位筋が中心）

## 3）筋萎縮または肥大
- 左右または体幹に近い筋（近位筋）と遠い筋（遠位筋）を比較
- 三角筋や腓腹筋に仮性肥大（ミオパシー）

## 4）筋力
- 上肢遠位部：握力計で測定
- 上肢近位部：三角筋で判定（両上肢を外方へ水平に挙上させ，上肢を押し下げるようにして充分な抵抗があるか）
- 下肢遠位部：つま先立ち，かかと立ちで判定
- 下肢近位部：しゃがみ立ちで判定

## 5）反射
a）表在反射
- 表在知覚入力による反射
- 腹壁反射：腹部の皮膚をピンで軽くこする（錐体路障害で消失）
- 挙睾筋反射：大腿内側をこすると睾丸が挙上
- 肛門反射：肛門周囲をこすると収縮

b）深部反射
- 深部感覚入力による反射（下顎反射，顔面筋反射，上腕二頭筋反射，

膝蓋腱反射，アキレス腱反射）
- 深部反射の亢進：上位ニューロンの障害を示唆
- 上腕二頭筋反射：患者の肘関節をつかみ母指で二頭筋腱を肘窩で抑えて母指を軽く叩打
- 上腕三頭筋反射：肘を直角に曲げ肘頭の少し上部を叩打すると前腕が伸展
- 腕橈骨筋反射：手関節橈骨側の上部で腱を叩打すると肘関節が屈曲
- 膝蓋腱反射：椅子に座らせてかかとが軽く床につくようにし，膝蓋骨直下の大腿四頭筋の腱を軽く叩打
- アキレス腱反射：アキレス腱を叩打（反射亢進していれば腓腹筋が収縮してかかとが床から離れる）
- 尺骨反射：尺骨茎状突起を叩打すると手関節が背屈し回内

c）病的反射
- 正常ではみられないが病的な回路が形成されたために出現する反射
- 吸引反射：口唇を舌圧子で軽く触れると吸い込むように口をとがらせる（大脳の広範な障害でみられる）
- 強制把握：握っているものを引き抜くように手指や手掌をこすると反射的に握る（前頭葉の障害）
- 手掌頭筋反射：母指球を針でこすると下顎の頭筋が収縮（前頭葉または錐体路障害）
- バビンスキー Babinski 反射（図 2-6）：正常では足底外縁を針でこ

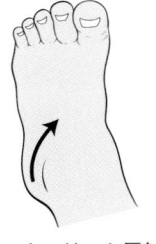

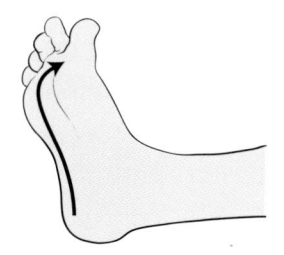

チャドック反射　　バビンスキー反射

図 2-6　病的反射

すると足趾は底屈するが，母趾，次いで他の 4 趾がゆっくりと背屈（錐体路障害）
- チャドック Chaddock 反射（図 2-6）：外顆の下をこすると足趾が背屈

## 4 協同運動（小脳）系

- 小脳失調：リズムの乱れと空間的な測定障害
- 指たたき試験（リズムの乱れ）：机の上につけた印を示指で連続して叩かせる

### a. 構語障害
- 小脳性または失調性言語
- 爆発性：音節の切れ目や単語のアクセントなどに無関係に急に語調が強くなる
- 断続性：音節や文節と無関係に言葉が途切れなめらかさが失われる

### b. 四肢の失調の検査
- ジスメトリア：ある運動を行った際，その結果が目的地より行き過ぎるか足りないか
- 指鼻試験：腕をいっぱいに延ばした姿勢から示指の先端を鼻先に軽くつけ，示指がこの軌跡を直線的にスムースにたどるか，鼻先に的確に到着するか
- 膝うち試験：坐位で膝に手をおき，手背と手掌で交互に膝を叩き続けさせ，そのリズムと同一場所を叩くか
- かかと膝試験：仰臥位で下肢伸展位からかかとの先端を対側の膝蓋骨に軽くつける

## 5 知覚（四肢・体幹）系（図2-7）

- 表在知覚：針で軽く皮膚を刺激，知覚低下の有無

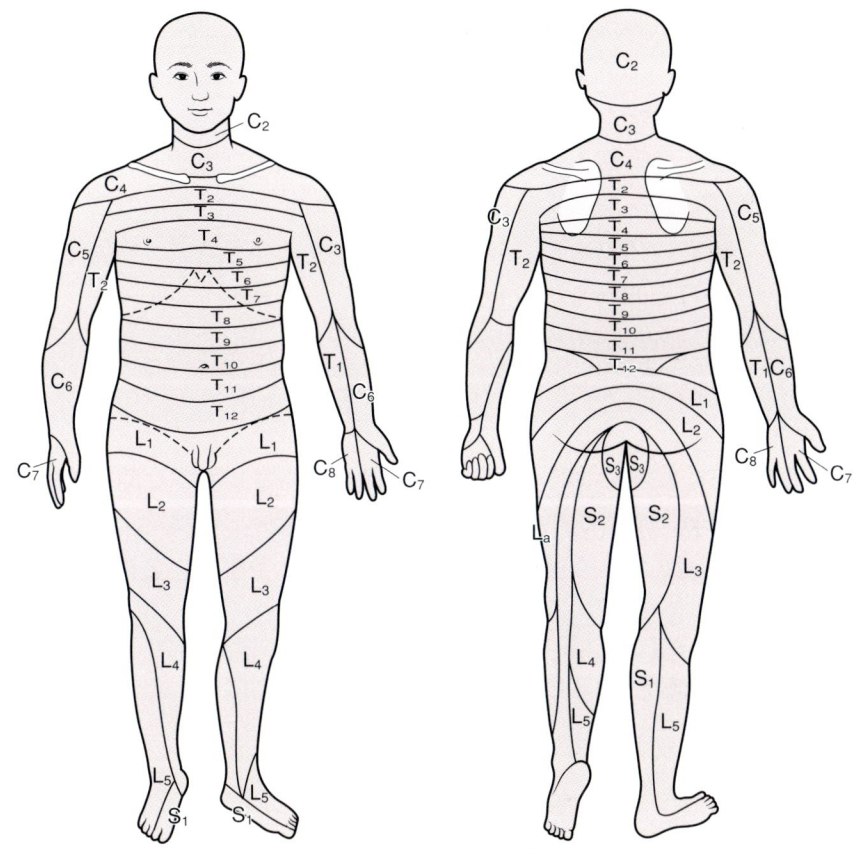

図 2-7　知覚の神経支配

- 深部知覚：開眼させ手指または足趾を軽くつかみ名前を言わせる
- 知覚の種類は臨床的には次のように分類されている
    表在知覚： 触覚，痛覚，温度覚
    深部知覚： 振動覚，位置覚，深部痛
    統合知覚： 2点識別，皮膚書手試験，立体認知

## a. 表在知覚
- 知覚解離：触覚と痛覚のうち一方のみに知覚鈍麻が出現

- 解離が疑われたときは温度覚についても確認

b. **深部知覚**：振動覚および位置覚（主に四肢遠位部）
- 振動覚：音叉の振動を感じる秒数を測定（上肢では肘頭，橈骨茎状突起，下肢では足関節，膝蓋骨，腸骨稜）
- 位置覚：患者に閉眼させ，指先端を軽くつかみ指を背屈，底屈させ指の名称と曲げた方向をいわせる
- ロンベルグ Romberg 試験：前述

c. **統合知覚**
- 2点識別：ノギスでどのくらいの間隔まで2点として感じ得るか
- 皮膚書字試験：患者を閉眼させ前腕に数字を書いて判別
- 立体認知：消しゴムや硬貨を握らせ形，材質，手触り，名称をいわせる

## 6 自律神経系

- 内臓，血管，皮膚，腺などの横紋筋以外の器官を調節
- 膀胱直腸障害（便意，下腹部膨満感，尿意）
- 肛門括約筋のトーヌス，肛門反射をみる
- 排尿障害：膀胱機能検査（膀胱内圧測定）
- 腹部単純X線検査：腸管のトーヌス，便量，膀胱の腫脹
- 臥位から立位をとったときの血圧・脈拍の変動
- 皮膚の色調（皮膚毛細血管の状態）および栄養状態，発汗，体毛

## 7 失語・失行・失認

a. **失語**
- 運動麻痺・失調・不随意運動による構音障害がなく知能や意識の低下や聴力障害もなく，言語の表現や文字の理解ができないもの
- 自発言語が乏しいが何とか答えようとする⇒運動失語が疑われる

- 言語理解が不良で復唱もできない⇨全失語
- 言語理解が良好で復唱ができる⇨超皮質性運動失語
- 言語理解が良好でも復唱ができない⇨運動失語（ブローカ Broca 失語）または純粋運動失語

《失語の分類》（図2-8）

- ブローカ失語：言語了解の障害は軽度だが，音声で正確な表現ができない
- 純粋運動失語：自発言語と復唱は障害されるが，文字の了解や書字は可能
- 超皮質性運動失語：非流暢失語で，自発言語は少ないが言語・文字了解，音読，言語復唱は良好（言語野の障害なく，その周辺領域の障害）
- ウェルニッケ Wernicke 失語：言語や文字の了解，復唱が障害され錯語があり，何を言おうとしているのかわからない（自発言語は流暢）
- 純粋感覚失語：聴覚による言語理解のみ障害（自発言語は異常なし）
- 超皮質性感覚失語：流暢失語で，言語・文字了解の障害（言語復唱良好）
- 反響言語：言われたことをおうむ返しに繰り返す（内容は理解不能）

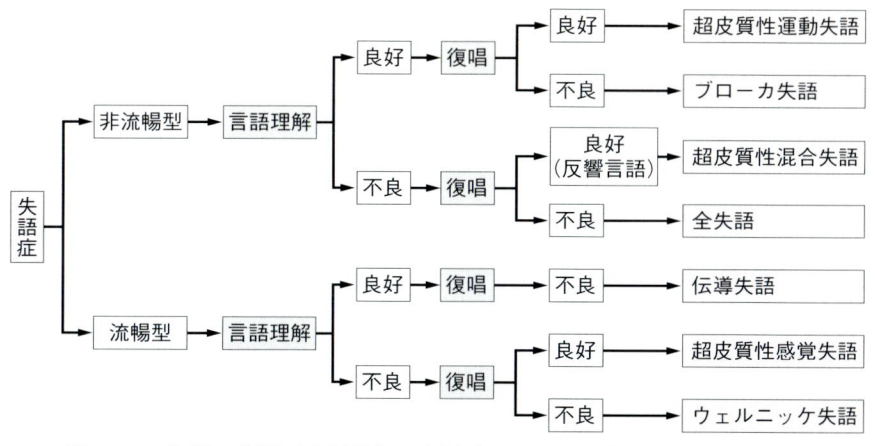

図2-8 **失語の分類**（入野誠郎，久保浩一．言語障害．日本医師会雑誌〔特別号〕脳血管障害の臨床 2001; 125(12): S76. より引用）

- 伝導失語：言語・文字の了解はできるが，復唱が障害（流暢だが錯語）
- 健忘失語：示された物品が何であるかわかっていても，呼称が障害

### b. 失行
- 麻痺，失調，筋緊張異常，意識・知能障害，不随意運動がないにもかかわらずある動作の遂行が困難となる現象
- 観念運動失行：言葉で簡単な動作を命令してもできないが，自分から同じ動作を無意識にしている
- 顔面失行：言語命令に対して挺舌や口唇・下顎・顔面などの運動ができない
- 観念失行：運動の企画そのものができず，部分的動作ができても全体の順序を正しく行えない
- 構成失行：幾何学的模様や花，家などを模倣して描くことができない
- 着衣失行：シャツに手を通して着ることができない

### c. 失認
- 一次の知覚機能（視覚，聴覚，触覚）障害や精神障害は認められないが，物体の認識ができない状態

1）視覚失認
- 物体失認：物体の模写はできるが何かわからない
- 色彩失認：色彩がわからない
- 相貌失認：知っている人の顔を識別できない

2）半側空間失認
- 絵を描かせると半側しか描かない
- 半側の物については無視して行動

3）聴覚失認
- 音を聞いても何の音を意味するかわからず，話し言葉の認知も困難

4）触覚失認
- 手に触れた物体の認知の障害

- 目でみて初めてそれが何であるか認知できる

5) ゲルストマン Gerstmann 症候群
- 手指失認，左右失認，失書，失計算（優位半球頭頂葉角回の障害）
- 手指失認：手指のみの認識呼称ができない
- 左右失認：右と左の区別ができない（身体部位失認の部分型）
- 失書：自発書字と書取が困難
- 失計算：暗算と筆算の障害

6) 病態失認
- 半側麻痺を否認する症状（麻痺を否定し，麻痺の存在を苦痛と感じない）

## 8 頭蓋内圧亢進

- 脳実質内のさまざまな病変で引き起こされる
- 脳実質が偏位して，間脳から脳幹などがヘルニアを起こし致命的
- 三大徴候：頭痛，嘔吐，うっ血乳頭

### a. 自覚症状
- 朝覚醒時や起床時に強い頭痛・嘔吐を自覚
- 小児では噴出性の嘔吐

### b. 他覚的所見
1) うっ血乳頭
- 初期に網膜拍動は消失し乳頭は充血し浮腫状になり辺縁も不鮮明
- 1～2カ月以上持続すると萎縮し蒼白，視力低下

2) 外転神経麻痺
- 外転神経は延髄橋部と斜台に挟まれ，圧迫され麻痺が出現

3) 眼球頭反射
- 人形の目現象（図2-9）：頭部を一側に回転させると反対方向に両眼が偏位

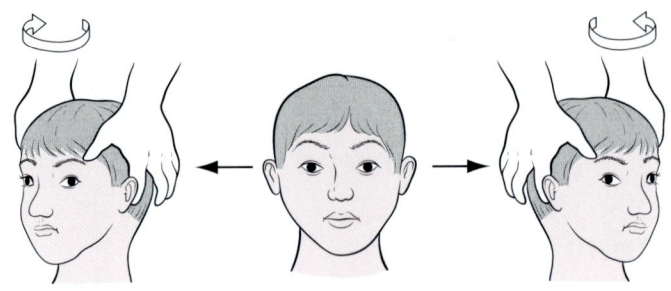

図 2-9　人形の眼現象

- 脳幹の障害では回転と同方向に動く

### 4）除皮質硬直，除脳硬直
- 除皮質硬直：上肢では肩関節を内転し肘・手首関節を屈曲，下肢は伸展し内転
- 除脳硬直：四肢を伸展し内転，頭を一側に向けるとその側の上下肢は伸展し対側の上下肢は屈曲（緊張性頸反射）

### c. 脳ヘルニア（図 2-10）
#### 1）テント切痕ヘルニア
- 大脳半球から間脳の腫脹で，間脳や中脳が下方に偏位

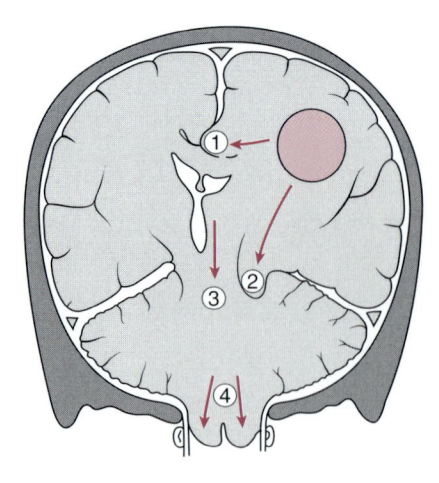

図 2-10　脳ヘルニアの種類
（大石　実．頭蓋内圧亢進症候．日本医師会雑誌〔臨時増刊〕脳神経疾患のみかた ABC 1993; 110(5): 132. より引用）
① 大脳鎌下ヘルニア
② 鉤回ヘルニア
③ 中心性ヘルニア
④ 扁桃ヘルニア

- 意識障害，呼吸リズム異常（チェーン-ストークス型の周期性呼吸，中枢性過呼吸）
- 瞳孔異常：縮瞳から患側では散瞳，対光反射消失
- 側頭葉の一部がテント切痕の内側に落ち込む：同側の動眼神経が麻痺

2) 小脳扁桃ヘルニア
- 主に後頭蓋窩の腫瘍による

## 9 髄膜刺激症状

- 髄膜の炎症，くも膜下出血などによる
- 激しい頭痛と羞明がみられる

### a. 項部硬直（図2-11）
- 頸部を前屈すると髄膜が伸展され痛み刺激となる

### b. ブルジンスキー Brudzinski 徴候（図2-12）
- 仰臥位の患者の頭を他動的に屈曲させると股関節と膝関節が自動的に屈曲

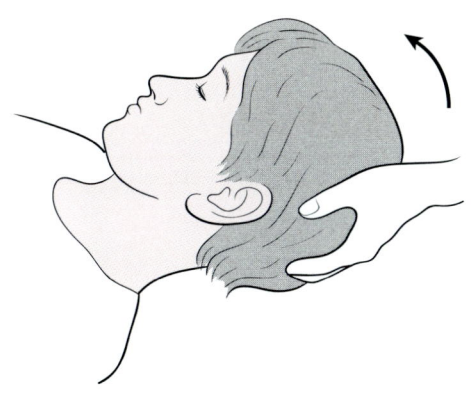

図2-11　項部硬直の調べ方

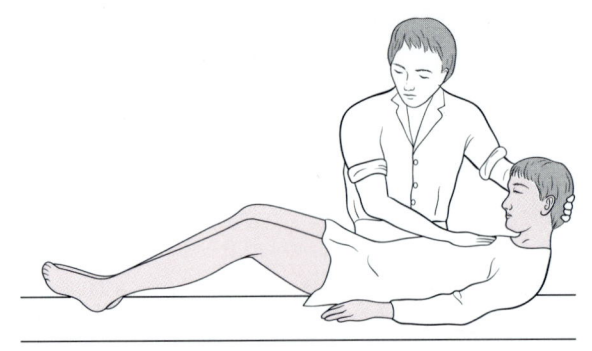

図 2-12 ブルジンスキー徴候の調べ方

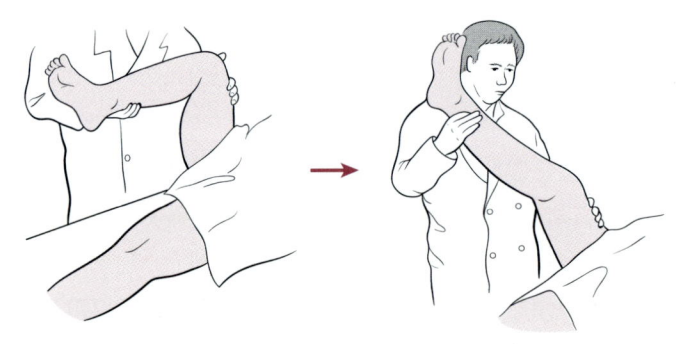

図 2-13 ケルニッヒ徴候の調べ方

c. ケルニッヒ Kernig 徴候（図 2-13）
- 下腿を持ち上げても膝が屈曲し，下腿を 135°以上に伸ばせない
- 髄膜刺激による膝の屈筋の攣縮による

# 3 症候編

## 1. 症候とは

- 患者が自覚している異常，すなわち，症状 symptom と，医師が発見した異常，すなわち，徴候 sign を把握する
- いくつかの症状・徴候が集まったものを症候群 syndrome という

## 2. 全身倦怠感・無力状態

- 「だるい」「気力がない」「無関心」という訴えは，病人の多くにみられる
- 原因としては，低血圧，脱水状態，血清 K の異常，低血糖，低 Ca 血症，風邪
- 全身倦怠感をきたす疾患の鑑別診断を表 3-1 に示す
- 無力状態をきたす疾患の鑑別診断を表 3-2 に示す

## 表 3-1 全身倦怠感をきたす疾患の鑑別診断

(黒川 清, 他編. 吉利 和 内科診断学. 改訂 8 版. 京都: 金芳堂; 1997. p.147)

| 疾患名 | | 鑑別診断 | 参考所見 | 検査項目 |
|---|---|---|---|---|
| 生理的 | | 長時間にわたる労働, 精神的緊張のあと, 不眠など | 休息により回復する | 器質疾患の否定 |
| 精神神経疾患 | | 神経症が代表的で, 不安, 頭痛, 集中力欠如, 不眠, 動悸, 抑うつ, 食欲不振を示す | 神経症の頻度が最も多いが, 他の精神病を忘れてはならない | |
| 急性感染症の回復期 | | 診断容易 | 再燃に注意 | |
| 慢性肝疾患 | | 食欲不振, 腹水, 黄疸など | 既往の輸血, 黄疸, 現在のアルコール過飲, 肥満に注意 | GOT, GPT, ALP γ-GTP, 黄疸指数, 膠質反応, 肝生検 |
| 慢性腎疾患 | | 浮腫性顔貌, 貧血, 高血圧, ときに悪心, 嘔吐 | 尿毒症の症状に注意 | BUN, クレアチニン, 尿蛋白・沈渣その他の腎機能検査 |
| 代謝疾患 内分泌疾患 | | 無力状態 (表 3-2) | | |
| 白血病, 悪性リンパ腫その他の悪性腫瘍 | | 貧血, るいそう, その他悪液質, 各種の臓器症状 | | 血液像, 腹部エコー, シンチグラム, 骨髄, リンパ節生検, 細胞診 |
| 慢性感染症 | 亜急性細菌性心内膜炎 | 既往歴の心疾患, 頻脈, 心雑音, 微熱 | | 動静脈血細菌培養, 心電図, 赤血球沈降速度, CRP 試験 |
| | 結核 | 微熱, 食欲不振, 盗汗, るいそうなど | 既往症のツベルクリン反応, 結核に注意 | ツベルクリン反応, 胸部 X 線像, 痰, 胃液の結核菌 |
| 貧血 | | 動悸, いきぎれ, めまい, 皮膚・粘膜の蒼白化, 爪・舌の変化 | | 赤血球数とその指数, ヘマトクリット, 血色素, 白血球数とその分画, 骨髄像 |
| リウマチ熱 (慢性期) | | 頻脈, 微熱, 心悸亢進, 心雑音 | 既往歴の扁桃炎, 舞踏病, 関節痛, 心弁膜疾患 | ASO 試験, CRP 試験, 赤血球沈降速度, 心電図 |
| 外因性中毒 | | 環境調査, 瞳孔, 精神症状, 性格, 注射痕に注意 | アルコール, 鉛, 鎮痛剤, 麻薬などが多い | 原因物質の検出 |
| 神経筋疾患 | | 無力状態 (表 3-2) | | |

## 表 3-2 無力状態をきたす疾患の鑑別診断

(黒川 清, 他編. 吉利 和 内科診断学. 改訂 8 版. 京都: 金芳堂; 1997. p.148)

| | 疾患名 | 鑑別診断 | 参考所見 | 検査項目 |
|---|---|---|---|---|
| 急性無力状態 | 急性感染症 | 発熱, 悪寒, 頭痛, 筋・関節痛など | これらの疾患はいずれも無力状態のみを主徴とするわけではない ⇨頭痛, 発熱, ショック | 赤血球沈降速度 CRP 試験 白血球数とその分画 細菌・血清学的検査 |
| | 急性循環障害 | ショック, 心筋梗塞などに認められるもの | | 血圧 心電図 |
| | 急性水電解質代謝障害 | 頻回の嘔吐, 下痢, 急性腎炎, 手術後の不適合な輸液など | | 血清電解質 心電図 |
| 老衰 | | 診断容易 | 器質疾患の否定, 電解質異常 | |
| 長い就床 | | 診断容易 | 原疾患の症状 | |
| 代謝疾患 | 脚気 | 夏期の増悪, 膝蓋腱反射の減弱, 大腿動脈音, 最小血圧低下 | 診断的治療を行ってみるのもよい | 血圧, 腱反射 尿・血中ビタミン $B_1$ 測定 |
| | 糖尿病 | 多飲, 多尿, 多食, 口渇, 体重減少, 高血圧, 眼症状など | 家族の糖尿病, 肥満 | 尿糖, 血糖 血圧, 腱反射, 眼底検査 |
| 内分泌疾患 | グレーヴス病 粘液水腫 アジソン病 下垂体機能不全症 クッシング症候群 | これらの内分泌疾患は症状が多彩であって無力状態のみが目立って前面にあらわれることは少ない | | $fT_3$, $fT_4$, TSH, PBI $^{131}$I 摂取率, ACTH, 血清コルチゾール 尿 17-KS, 17-OHCS 頭蓋 X 線像 |
| 神経筋疾患 | 多発性神経炎 | これら疾患は他の症状で医師を訪れることが多く筋萎縮, 筋麻痺を伴う | 腱反射消失 四肢末梢性知覚障害 神経幹圧痛 | 筋電図 |
| | 重症筋無力症 | 眼瞼下垂, 特有な顔貌を示す. 労作によって悪化, 休息で回復する | 胸腺腫を伴うことがある | tensilon 試験 筋電図 抗アセチルコリンレセプター抗体 |
| | 周期性四肢麻痺 | 高度の筋麻痺または脱力症状が数時間～1, 2日つづく | 青春期の男子に発病すること多し, グレーヴス病の合併に注意 | 筋電図 血液・尿の K 心電図 (発作時) |
| | その他の神経筋疾患 | 筋ジストロフィー, 筋萎縮症, 多発性筋炎 | | CK, アルドラーゼ, 尿クレアチン・クレアチニン, 筋電図, 筋生検 |

# 3. 食欲異常

- 食欲は，視覚，嗅覚，味覚，好き嫌い等に左右される
- 末梢的因子：血糖値，インスリン，消化管の運動・分泌
- 中枢的因子：大脳皮質，食欲中枢

■食欲不振の鑑別診断
1）腹腔内臓器由来
- 消化器疾患：胃炎，胃癌，慢性便秘，急性腸炎，虫垂炎
- その他：慢性膵臓炎，肝炎，肝硬変，胆嚢炎，腹膜炎

2）中毒性因子由来
- 薬物：解熱鎮痛薬，ニコチン，抗生物質，アミノフィリンなど
- 食中毒：サルモネラ菌，黄色ブドウ球菌，腸炎ビブリオ菌など

3）中枢性のもの
- ストレス，ショック，不安
- 精神疾患：うつ病，神経症，神経性食思不振症
- 疼痛，低酸素血症，脳圧亢進

# 4. 悪心・嘔吐

- 悪心は嘔吐に先行する不快感
- 嘔吐は胃内容を吐き出す現象
- 吐逆は，食直後に起こり，食物を悪心を伴わずに吐き出す

■嘔吐の起こる機序
①嘔吐中枢への直接刺激（脳圧亢進，脳腫瘍）
②腹部臓器から迷走神経を介して嘔吐中枢が刺激される（胃炎，尿路結石）
③内耳，前庭器官から刺激が嘔吐中枢に伝達（乗り物酔い，メニエール Ménière 病）
④化学受容体が化学物質により刺激され，嘔吐中枢が刺激（薬物，尿毒症）
⑤消化管の通過障害（食道癌，アカラジア，イレウス）
⑥心因性反応として嘔吐（神経症，不快な記憶，抑うつ）

# 5. 疼痛

## 1 頭痛　headache

- 頭痛の原因となる部位：頭皮，眼，耳，鼻腔，頭蓋骨内の血管，脳神経，肩頸の筋肉

### ■頭痛の国際分類
1. 偏頭痛（血管性頭痛）
2. 緊張性頭痛（収縮性頭痛）
3. 群発性頭痛（顔面紅潮，流涙，睡眠中，男性，アルコールで誘発）
4. 血管障害性頭痛（脳出血，クモ膜下出血）
5. 頭蓋内疾患性頭痛（脳圧亢進，脳腫瘍，脳炎）
6. 頭部外傷による頭痛
7. 薬物・化学物質の摂取・中止（鎮痛薬，CO，味の素，カフェイン）
8. 全身性感染症
9. 代謝異常性頭痛（高山病，低血糖）
10. 顔面・頭蓋骨組織からの頭痛（頭蓋骨，眼，耳，鼻，歯）
11. 頭蓋神経痛（脳神経の炎症，三叉神経痛，後頭神経痛）

表 3-3　時間経過からみた頭痛の分類

1. 急性頭痛（数秒から数時間）：くも膜下出血，頭蓋内血腫，急性緑内障，髄膜脳炎，急性副鼻腔炎，全身性炎症など
2. 亜急性頭痛（数日から数週）：脳腫瘍，脳膿瘍，慢性硬膜下血腫，トロサーハント Tolosa-Hunt 症候群，側頭動脈炎など
3. 慢性頭痛（数カ月から数年にわたり持続ないし反復）
    1) 反復性：片頭痛，群発頭痛，三叉神経痛，大（小）後頭神経痛，脳動静脈奇形，褐色細胞腫，てんかんなど
    2) 持続性：緊張型頭痛，心因性頭痛，慢性脳循環不全症，慢性緑内障，慢性副鼻腔炎，肺気腫（高炭酸ガス血症）など

■頭痛患者の問診（表 3-3）
1. 初発時期，精神身体の状況，前駆症状の有無
2. 痛みは表在性か深在性か
3. 痛みに局在性があるか
4. 一側性か両側性か
5. 頭痛の性質：頭重感，締め付けるような痛み，キリキリする痛み，拍動性
6. 反復，突発性か持続性か
7. 日中に強いか，夜間に起こりやすいか
8. めまい，嘔吐を伴うか
9. 咳やくしゃみで増悪するか（頭蓋内圧亢進性頭痛）

■必要な検査
1. 血圧測定：高血圧症，高血圧性脳症（急激な血圧上昇：頭痛，痙攣，意識障害）
2. 頭部の所見：側頭動脈の圧痛，眼球の圧痛（緑内障）
3. 頸部所見：頸部筋肉の圧痛（緊張性頭痛），項部硬直（髄膜炎）
4. 眼科的検査：眼底検査（うっ血乳頭，脳動脈硬化症），緑内障，遠視
5. 耳鼻科的検査：中耳炎，副鼻腔炎
6. 頭部 X 線検査：腫瘍性病変の有無
7. 髄液検査：髄膜炎
8. CT・MRI 検査：腫瘍，脳出血，脳塞栓

## 2 胸痛 chest pain

- 胸痛は，肺，胸膜，縦隔，胸壁，心臓，大動脈，食道，気管，脊椎，肋骨・胸骨等から起こる
- 関連痛：胃・腸・肝臓・胆嚢・膵臓の病気
- 原因疾患は多彩で，上記以外に精神・神経的要因でも起こる

- 図 3-1 および表 3-4 に胸痛を来す主な疾患と鑑別点を示した

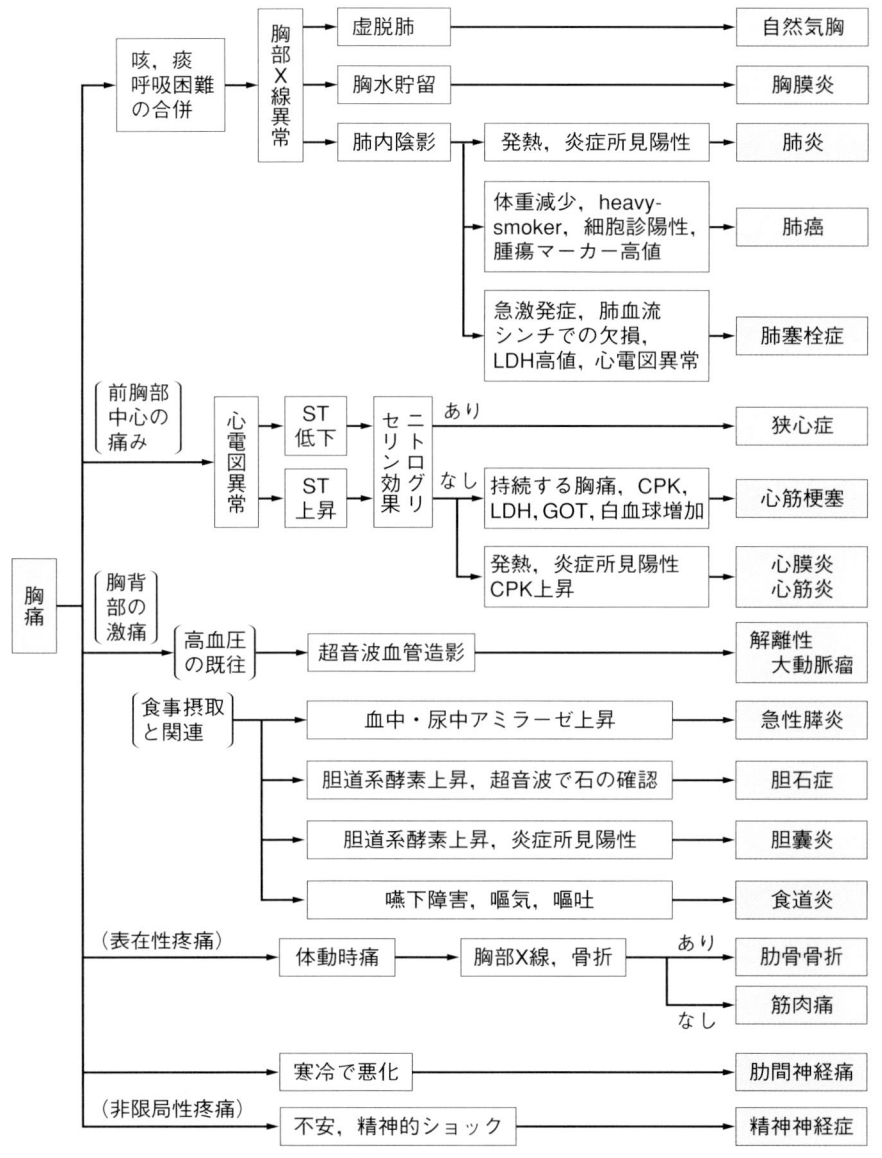

**図 3-1　胸痛の鑑別診断**（星 朗. In: 北村 諭, 編. 呼吸器内科診療チェックポイント. 東京: 医歯薬出版; 1989. p.31 より改変）

胸痛
- 咳，痰，呼吸困難の合併 → 胸部X線異常
  - 虚脱肺 → 自然気胸
  - 胸水貯留 → 胸膜炎
  - 肺内陰影
    - 発熱，炎症所見陽性 → 肺炎
    - 体重減少，heavy-smoker，細胞診陽性，腫瘍マーカー高値 → 肺癌
    - 急激発症，肺血流シンチでの欠損，LDH高値，心電図異常 → 肺塞栓症
- 前胸部中心の痛み → 心電図異常
  - ST低下 → ニトログリセリン効果
    - あり → 狭心症
  - ST上昇 → ニトログリセリン効果
    - なし
      - 持続する胸痛，CPK，LDH，GOT，白血球増加 → 心筋梗塞
      - 発熱，炎症所見陽性 CPK上昇 → 心膜炎 心筋炎
- 胸背部の激痛
  - 高血圧の既往 → 超音波血管造影 → 解離性大動脈瘤
  - 食事摂取と関連
    - 血中・尿中アミラーゼ上昇 → 急性膵炎
    - 胆道系酵素上昇，超音波で石の確認 → 胆石症
    - 胆道系酵素上昇，炎症所見陽性 → 胆嚢炎
    - 嚥下障害，嘔気，嘔吐 → 食道炎
- （表在性疼痛） → 体動時痛 → 胸部X線，骨折
  - あり → 肋骨骨折
  - なし → 筋肉痛
- 寒冷で悪化 → 肋間神経痛
- （非限局性疼痛） → 不安，精神的ショック → 精神神経症

表 3-4 胸痛をきたす主な疾患と鑑別点

| 疾患 | 鑑別点 | 参考 | 検査 |
| --- | --- | --- | --- |
| 狭心症 | 胸骨下の絞扼感<br>左肩,左上肢に放散<br>持続は数分 | ニトログリセリン有効 | (負荷)心電図 |
| 心筋梗塞 | 強い胸骨下痛<br>持続は数時間以上 | ニトログリセリン無効 | 心電図,CPKなどの酵素,赤沈,CRP |
| 心膜炎 | 呼吸,せきにより増強<br>心膜摩擦音の聴取 | 感染の先行することが多い | 心電図 |
| 解離性大動脈瘤 | 胸骨下の持続性激痛<br>背などに放散 | 血圧の左右差 | 心電図,胸部X線 |
| 肺塞栓症 | 胸痛の程度は種々 | 下肢静脈炎などの既往 | 心電図,胸部X線,肺血流シンチ |
| 肺高血圧症 | 狭心痛と似た痛み<br>チアノーゼ,喘鳴を伴う | ニトログリセリン無効 | 心電図 |
| 胸膜炎 | せき,吸気で増強するナイフで切るような痛み | 胸膜摩擦音聴取 | 胸部X線,赤沈,CRP |
| 自然気胸 | 突発性の鋭い痛み | 理学所見 | 胸部X線 |
| 縦隔気腫 | 鋭い表在性の痛み | まれ | 胸部X線 |
| 食道痙攣 | 胸骨下部のつまるような感じ | アトロピンで消失 | 食道造影 |
| 横隔膜ヘルニア | 胸骨下から肩への痛み<br>反復性 | 食事と関係する | 消化管造影 |
| 胆道疾患 | 前胸部痛のことがある | アトロピンで消失 | 胆嚢造影 |
| 急性膵炎 | 心窩部から左背下部への激痛 | アトロピンで消失 | アミラーゼ |
| 帯状疱疹 | 表在性疼痛<br>小水疱をみる | 神経走向に沿う | |
| 骨痛 | 限局性の圧痛がある | 悪性腫瘍・骨髄腫等による | |

## 3 腹痛 abdominal pain

- 腹痛は発生機序から，内臓痛，体性痛，関連痛とに大別される

### ■内臓痛
- 腹腔内臓器の痙攣・伸展，炎症，虚血により起こる
- 発生臓器の部位に痛みが起こり，その部位から原因臓器を推測（図3-2）
- 上部の場合には，胃・十二指腸・肝臓・胆嚢・膵臓の疾患が考えられる
- 中部の場合には，回腸・回盲部・虫垂・上行結腸の疾患が示唆される
- 下部の場合には，大腸・尿管・膀胱・卵巣・子宮などの疾患が示唆される

### ■体性痛
- 横隔膜・腹膜・腸間膜の化学的・物理的刺激により発生する持続性の鋭い痛み

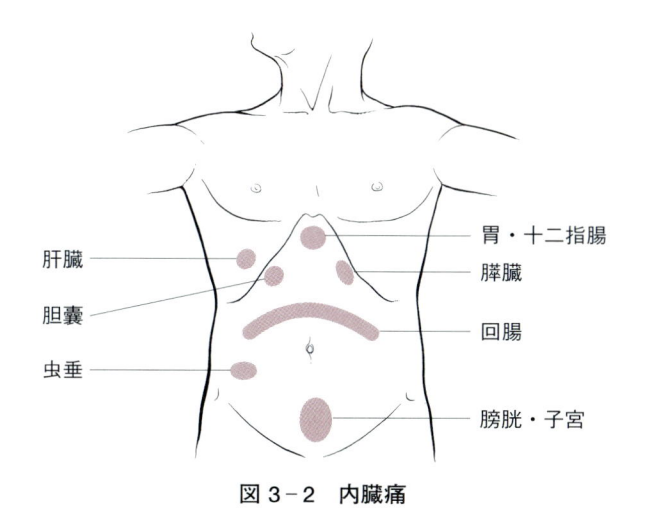

図3-2 内臓痛

### 表 3-5 主な急性腹症とその特徴
(黒川 清, 他編. 吉利 和 内科診断学. 改訂 9 版. 京都: 金芳堂; 2004. p.155)

| 疾患名 | 腹痛の部位 | 腹痛の性状 | その他症状 | ショック | 身体的所見 |
|---|---|---|---|---|---|
| 急性虫垂炎 | 初め心窩部, 後に回盲部に限局する | 疝痛〜持続 | 悪心, 嘔吐, 発熱 | − | マクバーネイ圧痛点その他, 筋性防御 |
| 潰瘍穿孔 | 心窩部痛, 後に全腹部へ | 突発性, 激痛 | | + | 筋性防御肝濁音界消失 |
| イレウス | 腹部全般 | 激痛間欠的〜持続的 | 悪心, 嘔吐, (後には糞臭)排便停止 | | 初め蠕動不安後に腹部膨隆腸管麻痺 |
| 急性胆囊炎 | 右季肋部〜心窩部 | 疝痛〜持続痛右肩に放散痛 | 悪心, 嘔吐発熱, 黄疸 | −〜+ | 右季肋部圧痛筋性防御 |
| 急性膵炎 | 心窩部 | 持続的, 激痛背部・左肩に放散痛 | 悪心, 嘔吐, 発熱 | | 心窩部圧痛, 時に筋性防御 |
| 腸間膜動脈血栓症 | 腹部全般 | | 悪心, 嘔吐, 血便 | + | はじめ Défense 不明瞭後に腸管麻痺, 圧痛 |
| 卵巣嚢腫茎捻転 | 下腹部 | 突発性, 激痛 | 悪心, 嘔吐 | | 下腹部圧痛時に腫瘤を触れる |
| 子宮外妊娠破裂 | 下腹部 | 突発性, 激痛 | 貧血 | | 下腹部圧痛がある子宮出血, 無月経 |

- 急性腹症の際に見られ, 臓器穿孔や腹膜炎が示唆される
- 急激な強い腹痛があり, 外科的処置を必要とする可能性のある状態を急性腹症という (表 3-5)
- 原因疾患としては, イレウス, 胆囊炎, 子宮外妊娠, 急性膵臓炎, 胃・十二指腸潰瘍, 腸穿孔, 尿路結石などがある

■関連痛
- 痛みの原因部位から離れた所に感じられる痛み
- 虫垂炎や心筋梗塞の時の心窩部痛, 胃潰瘍時の上腕・肩部痛

- 胆石の時の右肩・肩甲部痛
- 関連痛は，放散痛とも呼ばれる

## 4 腰痛 lumbago・背部痛 back pain

- 肩から腰部までに感じる疼痛で，脊椎・脊髄疾患の他に，胸部・腹部からの放散痛もある（表3-6）
- 筋肉痛：物理的な圧迫，筋肉の虚血，激しい筋肉運動
- 神経痛：神経炎，神経周囲からの圧迫
- 関連痛，放散痛：内臓，胸膜，腹膜などの深部組織の刺激に起因する

### ■脊椎・椎間板の疾患

- 腰部脊柱管狭窄症：60歳以上の男性に多く，歩行時に足のしびれ・疼痛

表3-6 各科別にみた腰背部痛の原因疾患
（黒川 清，他編．吉利 和 内科診断学．改訂9版．京都：金芳堂；2004. p.161）

| | |
|---|---|
| I．内科的疾患 | 3. 骨粗鬆症による圧迫骨折 |
| 　1. 十二指腸潰瘍 | 4. 脊椎転移癌 |
| 　2. 胆嚢疾患，肝膿瘍，右横隔膜下膿瘍 | 5. 腰部脊椎管狭窄症 |
| 　3. 尿管障害（尿路結石など） | 6. 結核性脊椎炎 |
| 　4. 腎盂炎，腎盂腎炎 | 7. 硬直性脊椎炎 |
| 　5. 大腸・直腸の拡張または痙攣 | 8. 脊髄腫瘍 |
| 　6. 膵（臓）癌，急性膵炎 | 9. 側彎症 |
| 　7. リウマチ性多発筋炎 | 10. 椎体分離すべり症 |
| 　8. 多発筋炎 | 11. 脊椎分離症 |
| 　9. 解離性大動脈瘤 | 12. 化膿性脊椎炎 |
| 　10. ウイルス感染症（かぜ症候群など） | 13. パジェット病 |
| 　11. 敗血症 | III．産婦人科・泌尿器科的疾患 |
| 　12. 肥満 | 　1. 月経 |
| 　13. 心因性腰背部痛 | 　2. 妊娠 |
| II．整形外科の疾患 | 　3. 骨盤内腫瘍および炎症 |
| 　1. 腰部椎間板ヘルニア | 　4. 前立腺炎，前立腺癌，精嚢腺炎 |
| 　2. 変形性脊椎症 | |

- 腰椎圧迫骨折：閉経後の女性に多く，突然の腰痛
- 変形性脊椎症：50歳以上に多く，椎体の変形が原因
- 椎間板ヘルニア：腰痛，下肢痛が悪化と改善を繰り返す

### ■腎臓の疾患
尿路結石，腎盂炎

### ■婦人科疾患
月経時，骨盤腔内臓器の腫瘍，炎症

## 5 関節痛 arthralgia（表3-7）

- 構成組織（骨，滑液膜）と周囲組織（筋肉，筋膜，腱，靱帯）の障害で起こる

### ■単発性関節痛
- 外傷，腫瘍，変形性関節症，化膿性関節炎，結核性関節炎，痛風，関節内出血

表3-7 代表的な関節痛の分類

|  | 急性 | 慢性 |
|---|---|---|
| 単関節痛 | 痛風，偽痛風<br>化膿性関節炎<br>回帰性リウマチ<br>ベーチェット病<br>腸疾患関節炎 | 変形性関節症<br>肩関節周囲炎<br>結核性関節炎<br>無菌性骨壊死<br>関節腫瘍 |
| 多関節痛 | リウマチ熱<br>風疹関節炎<br>ライター症候群<br>淋菌性関節炎 | 慢性関節リウマチ<br>若年性関節リウマチ<br>強直性脊椎炎<br>乾癬性関節炎<br>（変形性関節症） |

■ **多発性関節痛**
- 全身性疾患の部分症状として起こる
- 原因疾患：膠原病（慢性関節リウマチなど），急性感染性疾患，痛風，骨関節症，筋膜症

# 6. 心悸亢進

- 心拍動の不快な症状をさす
- 不整脈や頻脈によることがあるが，心拍は正常のこともある
- 患者の過敏性・精神状態によるものもある

**表 3-8 心悸亢進の鑑別**
(黒川 清, 他編. 吉川 和 内科診断学. 改訂9版. 京都: 金芳堂; 2004. p.169-70 より改変)

| | | | 臨床的特徴および症状出現機序 | 診断 |
|---|---|---|---|---|
| 心拍異常によるもの | 心拍の不整を訴えるもの | 期外収縮 | 心拍異状の出現ごとに異常を感ずる．期外収縮に一致して「ドキンとする」「ぐるっと動くような感じがする」「一瞬止まるような感じがする」「脈が飛ぶ」などの個々の感受性によって異なる表現がされる | 心電図あるいはホルター心電図 |
| | 心拍が速くなるもの | 発作性上室頻拍 | 突然始まり突然終わる心拍数 150～200/分の規則的な頻拍発作 | |
| | | 心房細動 | 脈に規則性がなく強さも不定な頻拍．頻拍時には不規則性の判断は難しいこともある．発作性のものとそうでないものがある | |
| | | 心房粗動 | 伝導の状態により心房収縮数（約 300/分）の 1/2 から 1/4 の心拍数を示すため，120，150，300/分前後の規則的な脈を示す | |
| | | 心室頻拍 | 心拍数 200～250/分程度の頻拍を示す．循環動態が悪くなる例と悪くならない例がある | |
| 器質的疾患によるもの | | 低心拍出性心不全 | 原因を問わず，減少した心拍出量を代償するために心拍数が増える．心筋症，心筋炎，心筋梗塞，弁膜症，ほか | 心電図,胸部X線,心エコー図,血液検査など |
| | | 感染，発熱，下痢 | 代謝の亢進や循環血液量の低下を反映して心拍数が増える | 全身症状による |

表 3-8 つづき

| | | | 臨床的特徴および症状出現機序 | 診断 |
|---|---|---|---|---|
| 器質的疾患によるもの | 心拍が速くなるもの | 貧血 | 組織の酸素需要に対応して心拍出量を増加させるため心拍数が増える．消化管出血などに注意 | 血液検査と貧血の原因の追究 |
| | | 甲状腺機能亢進症 | 代謝亢進に伴い心拍数が増える．ときに心房細動，発汗，手指振戦，甲状腺腫などの特徴的所見をみる | 甲状腺機能検査 |
| | | 呼吸器疾患 | 動脈血酸素濃度が低下すると組織への酸素運搬を増やすために心拍数が増える．急性肺炎や肺梗塞，慢性閉塞性肺疾患など | 動脈血ガス分析，呼吸機能など |
| | | 薬物など | 喫煙，アルコール摂取，エフェドリンや気管支拡張薬（β受容体刺激薬）などの薬物の作用 | 病歴を確認する |
| | | 自律神経失調症 | 更年期や時差ぼけなど．特に理由なく心拍数が増える | 他の原因を否定する |
| | | 不安神経症 | 不安，ストレスを契機に症状出現．パニック発作などの病歴 | |
| | 心拍を強く感ずるもの | 徐脈 | 心拍数 50/分未満では 1 回拍出量の増加に伴って心拍を強く感ずることがある | 心電図あるいはホルター心電図 |
| | | 大動脈閉鎖不全症 | 脈圧増加に伴って強い拍動感を生ずる | 心雑音，心エコー図 |
| | | 高血圧症 | コントロール不良の高血圧や発作性に血圧上昇をみる褐色細胞腫などではしばしば強い拍動を自覚する | 血圧測定と原因検索 |
| | | 薬剤など | 喫煙，アルコール摂取，エフェドリンや気管支拡張薬（β受容体刺激薬）などの薬物の作用 | 病歴を確認する |
| その他 | | 自律神経失調症 | 更年期や時差ぼけなど．特に理由なく症状を感ずる | 他の原因を否定する |
| | | 不安神経症 | 不安，ストレスを契機に症状出現．パニック発作などの病歴 | |
| | | 仮面うつ病 | 多彩な症状を訴える | |

■ 分類

①心性のもの
- 心拍異常によるもの：期外収縮，発作性頻拍（始まりと終わりがはっきりしている），心房細動，心房粗動，徐拍など
- 器質的心疾患によるもの：リウマチ熱，弁膜症，肺性心，冠動脈疾患など
- その他：心臓神経症（他覚的な心臓疾患を認めないもの）

②心外性のもの
- 感染，発熱：肺結核，心内膜炎，リウマチ熱など
- 貧血：労作性の心悸亢進
- 甲状腺機能亢進症：頻脈，甲状腺腫を伴う
- 低血糖症：脱力感，発汗を伴う
- 褐色細胞腫：発作性高血圧を伴う
- 呼吸器疾患：肺気腫，気管支炎，肺腫瘍，縦隔腫瘍など
- 横隔膜疾患：横隔膜ヘルニア，横隔膜弛緩症など

# 7. 呼吸困難

- 呼吸困難とは呼吸するのに不快な努力を伴って意識される場合
- 何らかの換気障害, 低酸素血症などが原因になることが多い

## ■原因による分類
1) 肺性呼吸困難：肺炎, 間質性肺炎, 肺腫瘍, 肺結核, 胸膜炎など. 咳, 喀痰を伴うことが多い. チアノーゼ, 胸痛を伴うこともある
2) 閉塞性呼吸困難：気管支喘息, 気管や喉頭の腫瘍, 咽頭や喉頭の炎症, 縦隔腫瘍などでみられる. 喘鳴を伴うことがある
3) 心臓性呼吸困難：心不全による. 起座呼吸となることがある
4) 血液性呼吸困難：貧血でみられる. 労作性呼吸困難がみられることが多い
5) 神経性呼吸困難：過換気症候群, 呼吸筋麻痺などでみられる

## ■臨床的鑑別診断（図 3-3）
1) 呼気性呼吸困難：気管支喘息, 肺気腫など
2) 吸気性呼吸困難：鼻, 咽頭, 喉頭, 気管などの胸郭外の上気道閉塞
3) 混合性呼吸困難：肺炎, 心不全, 胸膜疾患など

## 図 3-3 呼吸困難の鑑別診断

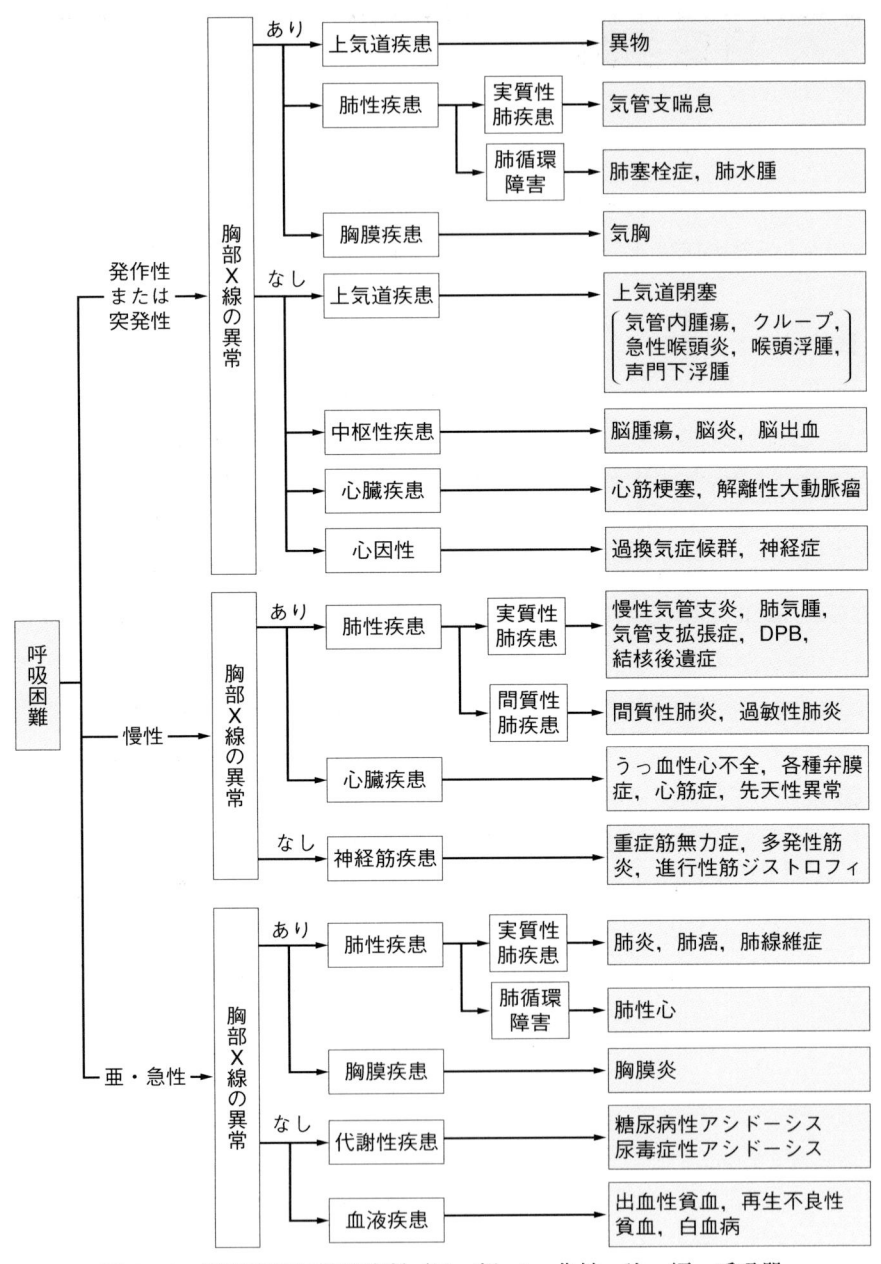

**発作性または突発性**

- 胸部X線の異常 あり
  - 上気道疾患 → 異物
  - 肺性疾患
    - 実質性肺疾患 → 気管支喘息
    - 肺循環障害 → 肺塞栓症,肺水腫
  - 胸膜疾患 → 気胸
- 胸部X線の異常 なし
  - 上気道疾患 → 上気道閉塞（気管内腫瘍,クループ,急性喉頭炎,喉頭浮腫,声門下浮腫）
  - 中枢性疾患 → 脳腫瘍,脳炎,脳出血
  - 心臓疾患 → 心筋梗塞,解離性大動脈瘤
  - 心因性 → 過換気症候群,神経症

**慢性**

- 胸部X線の異常 あり
  - 肺性疾患
    - 実質性肺疾患 → 慢性気管支炎,肺気腫,気管支拡張症,DPB,結核後遺症
    - 間質性肺疾患 → 間質性肺炎,過敏性肺炎
  - 心臓疾患 → うっ血性心不全,各種弁膜症,心筋症,先天性異常
- 胸部X線の異常 なし
  - 神経筋疾患 → 重症筋無力症,多発性筋炎,進行性筋ジストロフィ

**亜・急性**

- 胸部X線の異常 あり
  - 肺性疾患
    - 実質性肺疾患 → 肺炎,肺癌,肺線維症
    - 肺循環障害 → 肺性心
  - 胸膜疾患 → 胸膜炎
- 胸部X線の異常 なし
  - 代謝性疾患 → 糖尿病性アシドーシス,尿毒症性アシドーシス
  - 血液疾患 → 出血性貧血,再生不良性貧血,白血病

図 3-3 呼吸困難の鑑別診断（星 朗. In: 北村 諭,編. 呼吸器内科診療チェックポイント. 東京: 医歯薬出版; 1989. p.35）

# 8. 失神

- 失神とは，一過性に意識を失うことをいう
- 循環器系の障害によるもので，てんかんや頭部外傷によるものは除く

## ■原因による分類（表3-9）
1) 一過性脳循環不全によるもの：大動脈炎症候群，椎骨脳底動脈循

### 表3-9 失神の分類
(宮地 諭, 他. 救急医療 3. 失神. 診断と治療 2003; 91 Suppl: 191-7)

1. 器質的疾患（急性）による失神
    1) 心・大血管疾患
        不整脈：頻拍性，徐脈性
        虚血性心疾患：急性心筋梗塞，狭心症（冠攣縮）など
        その他の心疾患：閉塞性肥大型心筋症，大動脈弁狭窄症など
        大血管疾患：急性大動脈解離など
        肺循環障害：肺塞栓症，肺高血圧症など
    2) 他の器質的疾患
        消化管出血，脱水，アナフィラキシーなど
2. 変性疾患（慢性）による起立性低血圧
        パーキンソン症候群，シャイ-ドレーガー症候群，糖尿病，特発性起立性低血圧など
3. 神経調節性失神 neurally mediated syncope
        血管迷走神経性失神 vasovagal syncope
        頸動脈洞過敏症候群
        situational syncope（排尿失神，排便失神，咳嗽失神，食後性低血圧など）
4. 薬物などによる失神
        降圧薬（特に$\alpha$遮断薬）
        硝酸薬
        抗不整脈薬
        アルコール
5. 原因不明の失神

環不全，subclavian steal syndrome などがある

2) 心臓性失神（心拍出量減少）：不整脈（心房細動，心室細動，洞不全症候群，洞性徐脈，ストークス-アダムス Stokes-Adams 症候群），虚血性心疾患（狭心症，心筋梗塞），先天性心疾患（大動脈狭窄など）がある

3) 肺性失神：肺疾患（肺塞栓症，肺高血圧症），胸腔内圧上昇（咳嗽，吹奏楽器演奏）

4) 出血性失神：消化管出血など

5) 反射性失神：頸動脈性失神（頸動脈過敏症候群など），内臓迷走神経反射（排尿性失神など），眼球迷走神経反射，起立性低血圧〔糖尿病性神経炎，脊髄障害，特発性起立性低血圧（シャイ-ドレーガー Shy-Drager 症候群など）〕

6) 血液性状の変化：貧血，低血糖，肝不全，下垂体機能不全症，副腎皮質機能不全症，低炭酸ガス血症（過換気症候群），低酸素血症など

7) 心因性の失神：ヒステリーなど

- 原因を特定するには，どういう状況の時に起こったか，過去にも同じような失神があったかどうか，基礎疾患はあるかなどが重要である

# 9. めまい・耳鳴

■**分類**: めまいは真性めまいと仮性めまいに分けられる
**A. 真性めまい　vertigo**
- ぐるぐるまわる感じ，悪心，嘔吐を伴うことが多い
  a. 耳性
    1) メニエール Ménière 症候群（青壮年に多い，難聴を伴う，再発しやすい）
    2) 良性発作性頭位性めまい（頭部を傾けると出る，眼振を伴う，難聴はまれ）
    3) 中毒性迷路障害（ストレプトマイシン，カナマイシン，アルコール，キニーネなどによる）
    4) 迷路炎（ウイルスによるもの，中耳炎・髄膜炎から波及するものがある）
  b. 前庭神経性
    1) 小脳橋角腫瘍（聴力障害，耳鳴，平衡障害，めまいを起こす，顔面神経も侵されることが多い）
    2) 耳帯状疱疹（外耳道付近のヘルペスをみとめる，めまい，難聴，耳鳴，三叉神経痛を伴う）
    3) 前庭神経炎
  c. 脳幹性
    1) 多発性硬化症（脱髄巣が橋・延髄の前庭小脳路に達するときにめまいが起こる，寛快と悪化をくりかえす）
    2) ワレンベルク Wallenberg 症候群（閉塞動脈の灌流域に前庭神経核が含まれるとき）
    3) 脳幹腫瘍（腫瘍が前庭神経核を侵すとき）

## B. 仮性めまい　dizziness

- クラクラする，立ちくらみ，頭がフーとするなどの症状
- 仮性めまいの原因：脳循環不全，低酸素血症，過労，睡眠不足，貧血，肺疾患，精神疾患，ヒステリー，神経症などがある

- これらの判別には，基礎疾患の有無，症状が急性発症か反復性か，他の神経症状の有無などが参考になる

# 10. 痙攣

- 痙攣とは筋肉の異常で発作的な収縮をいう．
- 一般には，以下の3つを含んでいる
    1) 痙攣 convulsion：中枢神経細胞の異常な興奮によるもの（てんかん発作など）
    2) スパズム spasm：単一の末梢神経の興奮によるもの（顔面痙攣など）
    3) 有痛性痙攣 cramp：骨格筋などの痛みを伴う痙攣（こむらがえりなど）
- 突然発症してくりかえす間代性 clonic，持続する強直性 tonic がある
- 意識障害を伴うもの：（特発性）てんかん（原因疾患があきらかでないもの），症候性てんかん（原因となる障害をもつもの）

■分類（表 3-10）
### A. 特発性てんかん
  1) 全汎性てんかん
     a) 強直–間代発作 tonic-clonic seizure（大発作 grand-mal）
        ・突然の意識消失とともに全身の強直性または間代性の痙攣が起こる
        ・発作時間は 1～5 分程度
        ・舌をかむ，泡をふくことがある，尿失禁がある
        ・発作のあとは，意識もうろう状態，後睡眠が数時間続く
     b) 小発作 petit-mal
        ・欠神発作 absence（数秒～10 秒の意識消失発作，空間凝視，瞬目運動，口唇吸引動作を伴う，目的のない自動運動を伴う

### 表3-10 てんかんおよびてんかん症候群の新しい国際分類

(Commission on Classification and Terminology of the International League Against Epilepsy. Proposal for revised classification of epilepsies and epileptic syndromes. Epilepsia 1989; 30: 389-99 より改変)

1. **局在関連性（焦点性，局所性，部分性）てんかんおよびてんかん症候群**
    1.1. 特発性（年齢関連性に発症する）
        - 中心・側頭部に棘波をもつ良性小児てんかん
        - 後頭部に突発波をもつ小児てんかん
        - 原発性読書てんかん
    1.2. 症候性
        - 小児慢性進行性持続性部分てんかん
        - 特異な発作誘発様式をもつてんかん
        - 側頭葉てんかん
        - 前頭葉てんかん
        - 頭頂葉てんかん
        - 後頭葉てんかん
    1.3. 潜因性（症候性であるが原因不明のもの）
2. **全般てんかんおよびてんかん症候群**
    2.1. 特発性（年齢関連性に発症するもので年齢順に列挙）
        - 良性家族性新生児痙攣
        - 良性新生児痙攣
        - 乳児期良性ミオクローヌス性てんかん
        - 小児期欠伸てんかん（ピクノレプシー）
        - 若年性ミオクローヌス性てんかん（衝撃小発作）
        - 覚醒時大発作てんかん
        - 上記以外の特発性全般てんかん
        - 特異な発作誘発様式をもつてんかん
    2.2. 潜因性あるいは症候性（年齢順に列挙）
        - ウエスト West 症候群（infantile spasms，電撃・点頭・礼拝痙攣）
        - レノックス・ガストー Lennox-Gastaut 症候群
        - ミオクローヌス性失立発作てんかん
        - ミオクローヌス性欠伸てんかん
    2.3. 症候性
        2.3.1. 非特異的病因
            - 早期ミオクローヌス脳症
            - suppression-burst を伴う早期乳児期てんかん性脳症
            - 上記以外の症候性全般てんかん
        2.3.2. 特異的症候群
3. **焦点性か全般性か決定できないてんかんおよびてんかん症候群**
    3.1. 全般発作と焦点発作を併せもつてんかん
        - 新生児発作
        - 乳児期重症ミオクローヌス性てんかん
        - 徐波睡眠中に持続性棘徐波をもつてんかん
        - 獲得性てんかん性失語症（Landau-Kleffner 症候群）
        - 上記以外の未決定てんかん
    3.2. 全般あるいは焦点発作の明確な特徴をもたないてんかん
4. **特殊症候群**
    4.1. 状況関連性発作（機会発作）
        - 熱性痙攣
        - 孤発性発作あるいは孤発性てんかん重積
        - アルコール，薬物，子癇，非ケトン性高グリシン血症などの急性代謝性あるいは中毒性障害のある場合にのみみられる発作

こともある）
- ミオクロニー発作 myoclonic seizure（全身の筋肉に瞬間的に筋収縮 jerk がみられる）
- 脱力発作 atonic seizure（全身の筋肉が弛緩したように倒れる，瞬間的な意識消失を伴う）

2）部分てんかん
  a）皮質てんかん
    ①焦点運動発作 focal motor seizure，ジャクソン型発作 Jacksonian seizure
- 痙攣が身体の一部（口角，手指などが多い）から始まり，同側全体さらに体側へ進展するもの
- 全身に及ぶと意識障害を伴う

    ②感覚運動発作 sensory motor seizure
- 身体の一部から異常知覚が広がるもの

    ③特殊感覚発作 special sensory seizure
- 嗅覚・味覚・視覚・聴覚の異常を認める発作

  b）側頭葉てんかん temporal lobe epilepsy
    ①精神運動発作 psychomotor seizure
- 消化器症状，凝視，舌打ち，四肢の無目的運動を伴う

    ②精神知覚発作 psychosensory seizure
- 幻覚を伴うもの

## B. 症候性てんかん

1）遺伝性代謝性疾患：核酸代謝異常（レッシュ-ナイハン Lesch-Nyhan 症候群），アミノ酸代謝異常（フェニルケトン尿症など），糖質代謝異常（糖原病など），脂質代謝異常（ゴーシェ Gaucher 病など），無機質代謝異常，ビリルビン代謝異常，リポ蛋白異常症
2）周産期の低酸素血症
3）頭部外傷：外傷後数カ月以上たってから発症

4) 中枢神経系感染症：脳脊髄膜炎，脳膿瘍など
5) 脳腫瘍：原発性，転移性とも起こしうる
6) 代謝異常：アルコール中毒，低血糖，低カルシウム血症，尿毒症，水中毒
7) 薬物中毒：アトロピン，カフェイン，インスリン，プロカイン，抗うつ薬
8) 血管障害：脳出血，脳梗塞，脳動静脈奇形，血管炎
9) 神経変性疾患：アルツハイマー Alzheimer 病，ピック Pick 病，クロイツフェルド–ヤコブ Creutzfeldt-Jakob 病
10) 脳循環障害：脳血流障害（ストークス–アダムス Stokes-Adams 症候群など），脳内血管の収縮（高血圧性脳症，子癇），無酸素血症（窒息時，高地における激しい運動）

### C. スパズム

1) 片側顔面痙攣
2) 眼瞼痙攣
3) 注視痙攣：外眼筋の強直性痙攣
4) 吃逆：横隔膜の痙攣
5) 破傷風性痙攣：痙笑
6) テタニー：低カルシウム血症，過換気症候群

### D. クランプ

1) 運動によって誘発されるもの（LDH-M サブユニット欠損症，過労など）
2) 職業性または特殊な姿勢によるもの（書痙など）
3) 熱性痙攣
4) 下肢の血行障害（糖尿病，脚気，閉塞性動脈硬化症など）

- これらの判別には，意識障害の有無，基礎疾患の有無，過去に既往があるかどうかが有用であるが，気道確保などの救急処置が必要とされる

# 11. 意識障害

- 外部からの反応が低下する，または消失する状態がしばらく続く状態

■意識障害の程度による分類

（JCSによる意識障害の程度の分類がよく用いられる：表3-11）

1) 明識不能状態　senselessness

　周囲に無関心，思考力減退，注意力集中困難

2) 傾眠　somnolence

　刺激に対して覚醒するがすぐに意識が混濁する

表3-11　Japan coma scale（3-3-9度方式）

---
I. 刺激しなくても覚醒している状態（1桁で表現）
　（delirium, confusion, senselessness）
　1. だいたい意識清明だが，いま一つはっきりしない．
　2. 時・人・場所がわからない（見当識障害）．
　3. 自分の名前，生年月日が言えない．
II. 刺激すると覚醒する状態：刺激をやめると眠り込む（2桁で表現）
　（stupor, lethargy, hypersomnia, somnolence, drowsiness）
　10. 普通の呼びかけで，容易に開眼する．
　20. 大きな声，または体をゆさぶることにより開眼する．
　30. 痛み刺激を加えつつ呼びかけを繰り返すと，かろうじて開眼する．
III. 刺激しても覚醒しない状態（3桁で表現）
　（deep coma, coma, semicoma）
　100. 痛み刺激に対して，はらいのけるような動作をする．
　200. 痛み刺激で少し手足を動かしたり，顔をしかめる．
　300. 痛み刺激に全く反応しない．

注）R：不穏状態 restlessness，I：失禁 incontinence，A：無動性無言 akinetic mutism，失外套状態 apallic state．例：100-I，20-RI．意識清明例は"0"と表現．

3) 昏迷　stupor

　　開眼しているが，外部の刺激に反応せず無言無動の状態
4) せん妄　delirium

　　外来刺激には反応せず，内部の刺激に対して興奮状態，不安状態
5) 昏睡　coma

　　外来刺激に反応しない，角膜反射消失，瞳孔対光反射消失，括約筋弛緩

## ■意識障害の原因

1) 脳の障害
   - 頭部外傷（脳振盪，脳挫傷，硬膜外血腫，慢性硬膜下血腫）
   - 脳血管障害（脳出血，脳梗塞，クモ膜下出血）
   - その他の脳疾患（脳腫瘍，脳炎，髄膜炎，高血圧性脳症）
2) 代謝性疾患
   - 高血糖症，低血糖症
   - 尿毒症
   - 肝不全
   - 高炭酸ガス血症
3) 中毒性疾患：アルコール，麻薬，眠剤，有毒ガスなど
4) 心疾患：不整脈，心筋梗塞など
5) てんかん
6) 熱射病
7) 低体温症
8) ヒステリー

- これらの判別には，呼気臭，血圧，瞳孔左右不同，麻痺の有無，呼吸状態，生活習慣の聞き取りなどが重要である
- 救急処置が必要なことが多い
- 血糖検査，頭部 CT などが最初に行う検査である

# 12. 掻痒

- 皮膚の不快な感覚で，掻爬したくなるもの
- 知覚神経終末部刺激で起こる
- 精神的要素もある

## ■発疹を伴う掻痒（表3-12）
1) 湿疹：アレルギーによるもの，アレルゲンは不明のこともある
2) 蕁麻疹：境界明瞭の膨疹，数分～数時間で消失，繰り返すこともある
3) 白癬：白癬菌の感染，円形または環状の紅斑，水疱，落屑あり，趾間，陰部に多い
4) 疥癬：疥癬虫の感染，丘疹，線状疹，指間，関節屈曲部，乳房下，下腹部，外陰に多く，院内感染としても重要
5) 痒疹：丘疹で湿潤しない，夏季または冬季に悪化する
6) 虫さされ
7) アトピー性皮膚炎：遺伝的，家族的に発生，局在しない
8) 接触性皮膚炎：化学物質，薬剤に接触したところにできる，オムツかぶれなど
9) 脂漏性湿疹：落屑を伴う紅斑，毛孔一致性紅色丘疹
10) 薬疹

## ■発疹を伴わない掻痒（表3-13）
1) 皮脂腺分泌欠乏
2) 肝疾患
3) 糖尿病
4) 腎不全

表 3-12 搔痒感がしばしば顕著な皮膚疾患
(今門純久. 搔痒感. In: 高久史麿, 総編集. 外来診療のすべて. 3 版. 東京: メジカルビュー社; 2003. p.74-5)

| | |
|---|---|
| 動物性疾患 | scabies, 毛じらみ症, 虫刺症 |
| 炎症性疾患 | ジューリング Duhring 疱疹状皮膚炎, 水疱性類天疱瘡, アトピー性皮膚炎, 接触性皮膚炎, 乾癬 (特に頭部および陰部), 扁平苔癬, 汗疹, じんま疹, 皮膚描記症, 薬剤過敏, 多型日光疹, 慢性単純性苔癬, アミロイド苔癬 |
| 感染性疾患 | 水痘, 皮膚糸状菌症, 毛囊炎, 伝染性膿痂疹 |
| 腫瘍性疾患 | 菌状息肉症 |
| その他 | 老人性乾皮症, 肥満細胞腫, 日焼け, 外陰部搔痒症 |

表 3-13 明らかな皮疹がなく全身性の搔痒感の出現しうる病態
(今門純久. 搔痒感. In: 高久史麿, 総編集. 外来診療のすべて. 3 版. 東京: メジカルビュー社; 2003. p.74-5)

| | |
|---|---|
| 代謝・内分泌疾患 | 甲状腺機能亢進症, 糖尿病, カルチノイド症候群 |
| 悪性腫瘍 | リンパ腫, 白血病, 腹部腫瘍, 脳腫瘍, ミエローマ, 菌状息肉症 |
| 薬物摂取 | アヘン誘導体, 薬剤過敏 (薬疹) |
| 腎疾患 | 慢性腎不全, 血液透析 |
| 血液疾患 | 真性赤血球増加症, 鉄欠乏症, 異蛋白血症 |
| 肝疾患 | 閉塞性黄疸, 妊娠, 原発性胆汁性肝硬変 |
| 中枢神経疾患 | 多発性硬化症, 晩期梅毒 |
| 神経症 | ストレス, 寄生虫妄想, 神経症 |
| 動物性疾患 | 毛じらみ症, scabies |
| その他 | 老人性乾皮症, 肥満細胞腫 |

5) 悪性腫瘍: 色素沈着を伴うことがある薬剤
6) 血液疾患: 悪性リンパ腫, 白血病, 真性多血症など
7) 妊娠: 妊娠後期に多く, 出産とともに消失
8) 精神神経疾患: ヒステリー, 統合失調症
9) 神経質な人は想像だけで痒くなる

■局所掻痒をきたす
    1）陰部掻痒症：カンジダ，トリコモナス，毛ジラミ症
    2）間擦疹：皮膚の擦れるところにでき，ブドウ球菌が繁殖する
    3）苔癬
    4）花粉症

- ある程度判別可能なものもあるが，やはり専門医の診断を受けることが重要である

# 13. 肥満

- 体の脂肪量が一定限度を超えた状態をいう
- 肥満直ちに病的とはいえないが，生活習慣病に発展することも多いので注意が必要
- 現在は BMI（body mass index）で判断することが多い（表 3-14）
- 内臓脂肪沈着型肥満：代謝異常を伴うことが多い
- 皮下脂肪沈着型肥満：単純性肥満に多い

■肥満の原因
　1） 食物摂取とエネルギー消費の不均衡
　2） 遺伝的体質性素因
　3） 生活習慣の不適正

表 3-14　標準体重・肥満度および BMI の算出方法

1. **標準体重**
　　ブローカ法（身長－100）：身長が 150 cm 未満の場合
　　ブローカ変法（桂法）（身長－100）×0.9：身長が 150 cm 以上の場合
　　加藤法（身長－50）/2
2. **肥満度**
　　(実測体重÷標準体重)×100－100 を％で表現する．
　　例えば体重が 70 kg，身長が 155 cm の場合，
　　〔70/(155－100)×0.9〕×100－100＝41.4 で肥満度は＋41.4％となる．
3. **BMI（body mass index）**
　　実測体重(kg)÷身長(m)÷身長(m)で表現される指数（$kg/m^2$）．
　　日本肥満学会の基準では，男女とも BMI 22 を標準とし，20 未満をやせ（低体重），20 以上 24 未満を正常（普通体重），24 以上 26.5 未満を肥満傾向（過体重），26.5 以上を肥満（肥満体重）としている．
　　例えば，身長が 160 cm の場合の BMI による標準体重は
　　22×1.6×1.6＝56.32(kg) となる．

4）症候性肥満

内分泌疾患：クッシング Cushing 症候群，フレーリッヒ Frölich 症候群，性腺機能不全，去勢，糖尿病，インスリン分泌過剰症，甲状腺機能低下症（ムチン体を含んだ水分貯留によるもので真の肥満とは異なる）

神経疾患：視床下部の食欲中枢（特に満腹中枢）の異常⇨脳炎，外傷後にみられる

# 14. るいそう

- 個人が維持している一定の体重が急速に，あるいは徐々に減少する状態
- 臨床的には，標準体重より 20 ％少ないものをいう

表 3-15　やせの原因疾患

〔吉内一浩, 他. やせ（体重減少）. In: 高久史麿, 監修. 外来診療のすべて. 3 版. 東京: メジカルビュー社; 2003. p.92-3〕

1. 悪性腫瘍
2. 消化器疾患
    消化性潰瘍，炎症性腸疾患，慢性膵炎，悪性貧血
3. 内分泌疾患
    糖尿病，甲状腺機能亢進症，汎下垂体機能低下症，副腎機能低下症，褐色細胞腫，副甲状腺機能亢進症
4. 感染症
    結核，HIV 感染症，寄生虫感染症，亜急性心内膜炎
5. 循環器疾患
    うっ血性心不全
6. 神経疾患
    パーキンソン Parkinson 症候群，脳血管障害，多発性硬化症，筋萎縮を伴う疾患（筋萎縮性側索硬化症，筋ジストロフィーやその他の慢性疾患に伴う筋障害など）
7. 呼吸器疾患
    慢性閉塞性肺疾患
8. 腎疾患
    尿毒症，ネフローゼ症候群
9. 膠原病
10. 神経疾患および心理社会的要因
    うつ病，痴呆，摂食障害，不安障害
11. 薬剤性
    抗生剤，非ステロイド系抗炎症薬，セロトニン再吸収阻害薬，甲状腺ホルモン，下剤乱用，覚せい剤などの薬物乱用

## ■原因による分類（表 3-15）

1) 食事摂取量の減少
   - 精神神経疾患：うつ病，神経症，神経性食思不振症，アルコール依存症など
   - 消化器疾患：食道癌，胃癌，う歯，口内炎，扁桃腺肥大など
   - 各種重症疾患
   - 薬剤による食思不振
   - ストレス，過労，生活習慣の乱れ
2) 食事の吸収障害
   - 消化器疾患：胃・腸の炎症，癌，慢性膵炎など，不消化便などがみられる
3) エネルギー消費の増大
   - 代謝亢進，内分泌異常（甲状腺機能亢進症など），発熱，消耗性疾患など
4) 栄養素の喪失
   - 糖尿病，腸結核，腸管寄生虫症など
5) 全身性疾患
   - 悪性腫瘍，結核，尿毒症，心疾患など
6) 特殊な場合
   - 飢餓，虐待，やせ薬の服用，麻薬，覚醒剤の服用，鉛中毒など
   - 原因を正確に究明することが必要である

# 15. 発疹

- 皮膚疾患の診断は視診と触診が中心
- 現病歴・既往歴・家族歴などの詳細な聴取が大切
- 数，形，大きさ，隆起，表面の状態，色調，硬さ，配列，発生部位

## 1 種類

### a. 原発疹
### 1）皮膚面にあるもの
1）紅斑
- 真皮乳頭層の血管拡張や充血による皮膚の潮紅
- 透明なガラス・プラスチック板で皮疹を圧迫すると退色
- 感染，温熱，感情などによる
- ばら疹：爪甲大までのもの
- 紅暈：丘疹・水疱・膿疱などの周囲に生じたもの
- 毛細血管拡張症：毛細血管拡張により線状，枝状

2）紫斑
- 皮膚組織内の出血のため紫紅色の斑
- 硝子圧で退色しない
- 小さいものは点状出血，皮下にも出血して大きいものは斑状出血

3）色素斑
- 色が濃く褐・黒褐・紫色などの斑（色素の増加）

4）白斑
- 色素脱失または局所性貧血による白色斑

### 2）皮膚面より隆起するもの
1）丘疹
- 米粒から豌豆大くらいの小さな隆起

- 皮膚面から半球状，円錐状，扁平など限局性

2）結節
- 豌豆大以上の皮膚の限局性隆起（肉芽腫性病変，腫瘍性変化）

3）膨疹
- 真皮上層の限局性の浮腫（境界明瞭な扁平隆起）
- 多くはかゆみを伴い短時間で消退（じんま疹）
- chemical mediator（化学伝達物質）による血管透過性の亢進

4）水疱
- 疱膜，基底および内容からなる
- 位置により角層下水疱，表皮内水疱，表皮下水疱に分類

5）膿疱
- 水疱の内容が膿性

b．続発疹
- 原発疹または他の続発疹に引き続いて生じる
- 表皮剥離：外傷や掻爬による表皮の小欠損
- びらん：表皮から基底層まで剥離欠損したもの（あとに瘢痕を残さない）
- 潰瘍：表皮から真皮に及ぶ欠損（底面に出血，膿，漿液浸出や膿苔），肉芽を生じ瘢痕をもって治癒
- 痂皮：びらんや潰瘍などをおおう膿，漿液などが乾燥し固まったもの
- 亀裂：表皮深層，真皮に達する深く細い線状のひび割れ
- 鱗屑：表皮角質上層が大小の角質片となって剥脱（落屑）

## 2 原因による分類

1）感染性の皮疹（表3-16）
- 発症し発熱とともに出現：風疹，水痘，伝染性紅斑，猩紅熱
- 2〜3日後から出現：麻疹，突発性発疹（解熱後）
- 発病1週間前後にみられる：腸チフス，ワイル Weil 病

表3-16 発疹をきたす感染性疾患とその特徴

| 疾患名 | 年齢的関係 | 季節 | 発疹の性状 | 発生部位 発疹の拡大 |
|---|---|---|---|---|
| 猩紅熱 | 2年以上就学時位まで | 冬 | 細かい紅斑が密生し，一見びまん性発赤を示す．のちに定型的落屑 | 顔面潮紅 口囲蒼白 顔面より漸時全身に拡大する |
| 麻疹 | 2年以上就学時位まで | 春秋 | 不規則な丘疹，米粒大，健康皮膚をのこす．落屑は軽度で色素沈着（＋） | 頸，耳介後部より始まり，全身に拡大する |
| 風疹 | | | 主として麻疹様の紅斑で1～2日で消失する．落屑軽微，色素沈着（－）猩紅熱様紅斑を呈することがある | 主として顔面から体幹に及び四肢にひろがる |
| 水痘 | 年齢を問わない | とくにない | 初期丘疹，次いで小水疱に変化し，化膿する．新旧混在する．瘢痕を残さない | 顔面，頭部，体幹より四肢にひろがる，体幹に最も多い |
| 帯状疱疹 | とくにない | | 発赤，水疱形成2～3日で乾燥し治癒におもむく | 主として顔面および胸背部の身体半側皮膚神経に一致し，疼痛を伴う |
| 手足口病 | 1～3歳が多い | 春秋に多い冬にも流行がある | 手掌・足底・指趾間にて水疱形成（数mm径）手背・足背その他では丘疹（米粒大），口腔内疹 | 手足末端に好発 ときに肘，膝関節，顔または殿部（乳幼児）に出現 |
| 突発性発疹（三日熱発疹） | 1歳未満の乳児 | とくにない | 麻疹様であるが，48時間で消失，落屑（－），色素沈着はない | 体幹に始まる．四肢・顔面には少ない 病初小出血斑（＋） |

(黒川　清, 他編. 吉利 和 内科診断学. 改訂 9 版. 京都: 金芳堂; 2004. p.208)

| 発疹出現の時間的関係 | 主要症状 | 血液像 | 検査事項 |
|---|---|---|---|
| 発熱後 12 ～ 24 時間で発疹をきたす | 高熱，頭痛，関節痛，イチゴ舌，口角炎，扁桃炎，中耳炎，腎炎を伴うことがある | 白血球増加 比較的好中球増加 第 4 ～ 5 病日に好酸球増加 | 血清 ASLO 試験，CRP 試験，尿ウロビリン，ウロビリノゲン，血液：白血球数・像，咽頭溶連菌検出，ディック Dick 反応 |
| 初めに軽度に発熱次いでいったん下り高熱とともに発疹する | 高熱，コプリック Koplik 斑，粘膜カタル，粘膜疹，リンパ腫，気管支炎，肺炎 | 白血球減少 好中球初め増加のち減少 | 血液：白血球数・像 ときにウイルス抗体価測定 |
| 発熱とともに発疹し，1 ～ 3 日で消失，熱も 1 ～ 2 日で下る | 症状は一般に軽微 臥床に及ばぬものが多い 発熱，リンパ節腫がある | 白血球軽度減少 好中球減少 リンパ球増加 形質細胞増加 | 血液：白血球数・像 ウイルス抗体価測定 |
| 発熱とともに発疹を来す，発熱は 1 ～ 3 日，発疹は数日間で消失する | 全身症状軽微で，発熱中等度，1 ～ 3 日間持続する 成人では症状が重い | 著変なし | 血液：白血球数・像 ときにウイルス分離，ウイルス抗体価測定 |
| 発熱は 1 ～ 2 日で解熱し次いで発疹をきたす | 全身症状はほとんど欠如する．軽度の発熱，感冒感 | とくに変化なし | ウイルス分離 ときにウイルス抗体価測定 |
| 発熱とともに出現 | 発熱，発疹，粘膜疹 | とくに変化なし | ウイルス分離 ウイルス抗体価測定 |
| 発熱が起こり，下熱後発疹があらわれ，発疹は 48 時間で消失する | 高熱，他覚所見の少ない突然の発熱，全身倦怠，口蓋頬の内疹，軽度のカタル，4 日目に分利的に解熱する | 白血球初め増加，のち減少 リンパ球増加 | 血液：白血球数・像 ウイルス抗体価測定 |

表 3-16 つづき

| 疾患名 | 年齢的関係 | 季節 | 発疹の症状 | 発生部位 発疹の拡大 |
|---|---|---|---|---|
| 伝染性紅斑 | 年長児（4～5年以上） | とくにない | じんま疹様紅斑で癒合する．落屑，色素沈着はない，麻疹様紅斑を呈することもある | 主として顔面とくに頬部に蝶翼状の発疹 |
| 発疹チフス | とくにない | 冬 | 第2～6病日，淡紅色小斑点で皮膚より隆起せず出血斑になる | 腹部より体幹四肢にひろがり手掌足などに及ぶ，顔面にはあらわれない |
| 腸チフス パラチフス | 主として成人 | 季節的関係ない | バラ疹，粟粒汗疹，皮膚よりやや隆起し新旧混在する．1～2週にあらわれる | 胸部，腹部にみられ背部，顔面，四肢は欠如する |
| 丹毒 | 年齢を問わない | ない | 境界明確，周辺に蔓延し，発赤部に水疱壊死が来ることがある | 新生児は臍部，乳児は湿疹，皮膚創傷より，成人は顔面に多い |

- 慢性感染症：梅毒，結核，真菌症

2）**薬物中毒疹**
- 薬疹：性状は多彩で，あらゆる形の発疹を呈する
- 形により原因薬剤を決めることはできない
- 抗生物質，解熱鎮痛薬，感冒薬によるものが多い
- 抗結核薬，降圧薬，抗悪性腫瘍薬などあらゆる薬剤で起こりえる
- 薬疹の診断には既往歴の詳細な聴取が第一である
- 薬物アレルギーの既往の有無，薬剤投与と皮疹の時間的関係
- 皮膚貼布試験やリンパ球幼若化反応などが診断の補助

| 発疹出現の時間的関係 | 主要症状 | 血液像 | 検査事項 |
|---|---|---|---|
| 微熱（ときに無熱）とともに発疹をきたし新旧発疹が10日くらいつづく | 時に微熱<br>全身症状はほとんどない | 白血球減少<br>好中球減少<br>好酸球増加<br>リンパ球増加<br>形質細胞ときに増加 | 血液：白血球数・像 |
| 発熱後3〜4日 | 高熱，重篤な全身状態の障害，頭痛，四肢痛，皮膚の知覚過敏，脾腫，神経症状 | 白血球増加<br>好中球増加<br>核左方推移<br>好酸球消失 | 血液：白血球・像・病原体分離<br>血清：免疫蛍光抗体価，ワイル−フェリックスWeil-Felix反応（第1週） |
| 発熱後1週間して発疹をきたす | 悪寒，熱感，熱は階段状上昇，頭痛，脾腫，厚い舌苔，徐脈 | 白血球減少<br>好中球減少<br>好酸球消失<br>リンパ球比較的増加 | 血液：白血球数・像，チフス菌の検出：血液（第1週），尿・便（第2週後）ウィダール Widal 反応（第2週後） |
| 発熱とともに発疹，両者とも1〜2週間続く | 高熱，発汗，リンパ節腫その他全身症状が強い | 白血球増加<br>好中球増加 | 血液：白血球数・像<br>血清：CRP試験 |

### 3）食餌性中毒疹
- じんま疹など

### 4）代謝異常による皮疹
- 糖尿病，尿毒症，高コレステロール血症などでも皮疹がみられることがある

### 5）膠原病にみられる皮疹
- 全身性エリテマトーデス，強皮症，リウマチ熱，慢性関節リウマチ，皮膚筋炎，結節性多発動脈炎など

6) その他
- サルコイドーシス，結節性紅斑，ベーチェット Behçet 病，川崎病など
- 発疹をきたす感染性疾患とその特徴
    - 猩紅熱：顔面から全身に拡大する細かい紅斑（口囲蒼白，イチゴ舌）
    - 麻疹：米粒大の不規則な丘疹（健康皮膚を残し，色素沈着），頸，耳介後部から始まり全身へ拡大（コプリック Koplik 斑）
    - 風疹：顔面から体幹に及び四肢に広がる（発熱，リンパ節腫）
    - 水痘：顔面，頭部，体幹から四肢に広がる（丘疹から小水疱となり化膿し新旧混在）
    - 帯状疱疹：顔面および胸背部の身体半側皮膚神経に一致して分布（発赤・疼痛を伴う水疱）
    - 突発性発疹：発熱し解熱後に出現し 48 時間で消失（色素沈着なし）
    - 伝染性紅斑：顔面頬部に蝶翼状のじんま疹様紅斑が微熱とともに出現
    - 腸チフス・パラチフス：発熱後 1 週間してばら疹（胸腹部にみられ四肢，顔面には欠如），白血球減少

# 16. 発熱

## 1 体温測定

- 体温計：水銀体温計，デジタル電子体温計
- 測定部位：腋窩，口腔内，耳内，直腸温（深部体温）
- 耳式体温計：深部体温を反映する耳内温(鼓膜およびその周辺の温度)を赤外線センサーで測定
- 腋窩：測定時に腕を体に密着，腋窩の温度が安定状態になる 10 ～ 15 分後に平衡温を測定（デジタル式では平衡温予測機能つきの製品がある）
- 口腔内：腋窩に比べてより早く安定し，約 5 分で平衡温に達する
- 口腔内温は体温計を約 10 分舌下にはさんで測定
- 基礎体温測定は早朝覚醒時に安静のままで 5 分

## 2 病態生理

- 健康人では 36.5 ～ 37 ℃前後が最も多い
- 日内変動：1 ℃以内の日内変動（午前 1 時頃最も低く午後から夕方にかけて最も高い）
- 発熱：体温調節中枢の異常（体温が正常より高いレベルに維持）
- 高体温：熱放散が熱産生を下回っている状態（熱射病）
- 体温調節中枢：視床下部
- 外因性発熱物質はウイルス・細菌の産生物，細菌性内毒素，免疫複合体など
- 内因性発熱物質：単球・マクロファージの産生するインターロイキン 1，TNF，インターフェロン
- 悪性腫瘍・膠原病に伴う発熱の機序は不明

## 3 熱型と疾患

- 二峰性の発熱：ウイルス性疾患（麻疹，デング熱）
- 約1週間は階段状に上昇しその後に稽留する発熱（腸チフス）

### 1）弛張熱
- 体温の日差が1℃以上だが，最も低い体温でも平熱に戻っていないもの
- 急性ウイルス性呼吸器感染症，マイコプラズマ肺炎，細菌性肺炎，膿瘍，敗血症など

### 2）間欠熱
- 高熱期と平熱期が交互にあらわれる（回帰熱，マラリア）

### 3）稽留熱
- 日差が1℃以内の発熱（腸チフス，大葉性肺炎の極期）

### 4）シャルコー Charcot 熱
- 胆道感染症にみられる間欠熱
- 胆道感染から一過性に菌血症を起こし発熱

### 5）ペル-エブスタイン Pel-Ebstein 熱
- 3～10日間弛張熱が続き，そのあと3～10日の平熱期に入り，発熱期と平熱期を交互に不規則に繰り返す（ホジキン Hodgkin 病）

## 4 発熱に付随する症状

### 1）口唇ヘルペス
- 肺炎球菌や髄膜炎菌などの球菌感染
- グラム陰性桿菌感染や結核では認めない

### 2）蛋白尿
- 発熱時にしばしば尿蛋白が陽性（熱性蛋白尿）

### 3）せん妄
- 40℃を超える高熱でせん妄状態となることがある
- 高齢者は38.5～39℃程度の発熱でもせん妄が出現しうる

4）痙攣
- 体温が急に上昇し短時間内に高熱となった小児によくみられる

5）悪寒戦慄
- 発熱する前に寒気を感ずることが多い（悪寒）
- 戦慄を伴うと悪寒戦慄という（敗血症，マラリア）

## 5 発熱の鑑別診断（表3-17）

1）細菌感染症
- ほとんどが急性，症状も激しくはっきりとしている
- 呼吸器感染（咳，痰），尿路感染（排尿痛，膿尿）

2）ウイルス感染症
- 白血球数は不変か減少（相対的リンパ球増加が特徴的）
- 発疹が出現するものが多い
- 一度解熱して数日後に再び発熱（二峰性発熱）

3）結核
- 肺結核が最も一般的
- 平熱あるいは微熱で経過
- 粟粒結核，結核性髄膜炎では高熱

4）真菌感染症
- 健康人に発症することはきわめてまれ
- 副腎皮質ステロイドや抗癌剤を使用中の発熱では考慮する
- クリプトコッカス：血清診断による抗原検出で正確に診断
- カンジダやアスペルギルスは診断が難しい

5）膠原病
- 原因不明の発熱として発熱が持続し，疾患により症状は多彩
- 疾患ごとに診断基準が決められている
- 診断に生検を要するものが多い

6）悪性腫瘍
- 発熱の精査から腫瘍が発見されることがある

### 表 3-17 主な熱性疾患とその特徴

(黒川 清, 他編. 吉利 和 内科診断学. 改訂 9 版. 京都: 金芳堂; 2004. p.220)

|  | 臨床的特徴 | 備考 | 検査 |
|---|---|---|---|
| 細菌感染症 | 白血球増加, 好中球増加, 核左方移動, 中毒性顆粒, 悪寒戦慄 | 感染臓器により特有の臓器症状, 抗生物質に反応して解熱 | 細菌培養 (血液, 尿, 喀痰, 穿刺液など), 赤沈, 画像診断 |
| 結核 | 微熱 (肺結核), 弛張熱 (粟粒結核, 髄膜炎), 白血球数: 不変〜中等度増加, まれに類白血病反応 (粟粒結核) | 肺結核が最も多い. 発熱時に悪寒はあるが戦慄はない | ツベルクリン反応, 胸部 X 線検査, 結核菌検査 (喀痰, 胃液) |
| 真菌感染症 | 白血球数: 不変〜中等度増加 | compromised host に発症 | 真菌培養 (血液, 喀痰, 髄液), クリプトコッカスは抗原検出 |
| ウイルス感染症 | 二峰性発熱や発疹を伴うことが多い. 白血球数: 不変〜減少. 相対的リンパ球増加 | 発熱が 3 週間以上続くことは稀, 発熱時に悪寒はあるが戦慄はない | 培養, 抗体価の変動 |
| 膠原病 | 白血球数: 不変〜減少. 関節痛, 皮疹, 筋痛など. 赤沈異常高値 | リウマチ熱…幼少児, 関節リウマチ…女性, 全身性エリテマトーデス…若い女性, 多発性動脈炎…主として男性, 側頭動脈炎…老年者, 亜急性甲状腺炎…主として女性 | 抗核抗体, 皮膚・筋の生検, CRP, ASO など |
| 悪性腫瘍 | 白血球数: 不変〜増加. 熱型は多彩 | 発熱の多い腫瘍, 腎癌, 転移性肝癌, ホジキン Hodgkin 病 | 細菌感染症の否定, 画像診断 |
| 薬剤熱 | 好酸球数: 不変〜増加. 発熱の割には全身状態良好. 薬剤中止による解熱 | 薬剤熱を起こしやすい薬物…抗生物質, 抗結核薬, 降圧薬, 麻酔薬, 鎮静薬, 抗甲状腺薬など |  |
| 発熱を起こすその他の疾患 | 血液疾患: 白血病, 悪性リンパ腫, 顆粒球減少症, 溶血性貧血<br>組織壊死: 肺梗塞, 脾梗塞, 心筋梗塞, 外傷<br>代謝疾患: 痛風, 偽痛風<br>腸疾患: クローン Crohn 病, 潰瘍性大腸炎, 偽膜性腸炎<br>その他: サルコイドーシス | | |

### 6　入院患者における発熱

- 挿管行為（静脈カテーテル，膀胱カテーテルなど），手術など
- 易感染状態：副腎皮質ステロイド・抗癌剤・放射線療法などによる免疫能低下
- 薬剤性の発熱

### 7　原因不明の発熱（不明熱）fever of unknown origin（FUO）

- 不明熱：38.3 ℃をこえる原因不明の発熱が 3 週間以上続き，1 週間の入院検査をしても診断のつかない場合をいう
- その後の検査や経過から原因が判明することが多い
- 最も多い原因は感染症（結核，感染性心内膜炎，腹腔内膿瘍に注意）
- 悪性腫瘍：悪性リンパ腫，白血病，腎癌，消化器癌，肝細胞癌など
- 膠原病：全身性エリテマトーデス，若年性関節リウマチなど
- 高齢者では肺梗塞，側頭動脈炎などにも留意する
- 約 10 ％は原因不明

### 8　微熱の診断

- 37 〜 37.5 ℃の発熱がある期間続くか，ある期間内に数回以上発熱する場合が問題
- 生理的微熱：小児期は体温調節が不充分
- 排卵から月経までの期間の微熱も生理的なもの
- 感染性の微熱：結核，慢性尿路感染などに注意
- 膠原病：リウマチ熱も微熱で経過することがある
- その他：妊娠，甲状腺機能亢進症，貧血など
- 高齢者は体温調節機能の低下で高温環境下や脱水で微熱を起こしうる

# 17. 貧血

## 1 定義・概念

- 血液中のヘモグロビン濃度，あるいは赤血球数が正常値以下に減少している状態
- 成人男性：赤血球数 400 万以下，ヘモグロビン 13.0/dl 以下
- 成人女性：赤血球数 370 万以下，ヘモグロビン 11.5/dl 以下

## 2 種類と分類

- 古典的な分類法（ウィントローブ Wintrobe の分類）：赤血球の容積やヘモグロビン濃度などの「赤血球指数」で貧血を分類
    MCV：平均赤血球容積（ヘマトクリット/赤血球数）
    MCHC：平均赤血球ヘモグロビン濃度（血色素量/ヘマトクリット）
- 大球性貧血（MCV≧100，MCHC≧30）：巨赤芽球性貧血
- 正球性貧血（80＜MCV＜100，MCHC≧30）：急性失血性貧血，溶血性貧血，再生不良性貧血，白血病・悪性リンパ腫に伴う貧血
- 小球性貧血（MCV＜80，MCHC＜30）：鉄欠乏性貧血，鉄芽球性貧血，サラセミア

## 3 病態生理

- 赤血球の平均寿命は 120 日
- 赤血球は骨髄で生成され，脾臓その他で破壊
- 生成と破壊が一定の平衡を保たれ赤血球数や血色素量はほぼ一定
- 失血，赤血球破壊の亢進，赤血球生成の材料不足，赤血球生成過程の障害などにより貧血となる

1）失血
- 経過から急性と慢性に分類

- 急性：創傷部位・消化管・腹腔・尿路・性器からの大量出血（正球性正色素性貧血から小球性低色素性貧血へ）
- 慢性：痔出血，性器出血，消化管出血，寄生虫症，尿路出血（小球性低色素性）

## 2）赤血球破壊の亢進
- 溶血性貧血：赤血球破壊の亢進による貧血
- 内因性：赤血球膜の異常，赤血球内の代謝異常，ヘモグロビン異常など（一般に遺伝性疾患が多い）
- 外因性：抗体による溶血，物理的原因，化学薬品，毒素，脾機能亢進，機械的原因

## 3）赤血球生成の材料不足
- 鉄欠乏性貧血：ヘモグロビンの材料である鉄の不足
- 巨赤芽球性貧血：赤芽球の分裂と成熟に必要な葉酸やビタミン$B_{12}$の欠乏

## 4）赤血球生成過程の障害
- 赤血球：骨髄の多能性幹細胞から増殖分化した前赤芽球から生成
- 再生不良性貧血：幹細胞からの正常の分化増殖が起こりにくい
- 骨髄線維症：骨髄自体が線維化
- その他：腫瘍の骨髄への浸潤（造血能が低下）
- 腎性貧血：幹細胞の成熟を促進する液性因子（エリスロポエチン）産生不足
- 無効造血：骨髄で赤芽球が充分成熟しない状態

## 4 症状

- 貧血に伴う一般症状と，その貧血に伴う特有の症状がある
- 一般症状：立ちくらみ，めまい，息切れ，耳鳴，心悸亢進（動悸），呼吸促進，微熱，易疲労性など（重症では呼吸困難，胸内苦悶，失神）
- 他覚症状：頻脈，脈圧の増大，頸静脈のこま音 venous hum，下腿浮腫，微熱，爪床部の毛細血管拍動

- 鉄欠乏性貧血：舌粘膜の変化（舌苔が少なくつやつやする），爪の変化（脆弱，しわ，さじ状爪）
- 検査成績：RBC（赤血球数）・Ht（ヘマトクリット）・Hb（ヘモグロビン）の低下
- 動脈血酸素飽和度の減少，心電図における虚血性変化，胸部 X 線で心陰影拡大

### 5 診断のすすめ方

- まず小球性低色素性，正球性正色素性，大球性高色素性に分類
- 既往歴，現症，検査成績を確認
- 平均赤血球容積（MCV）による貧血の鑑別を図 3-4 に示す

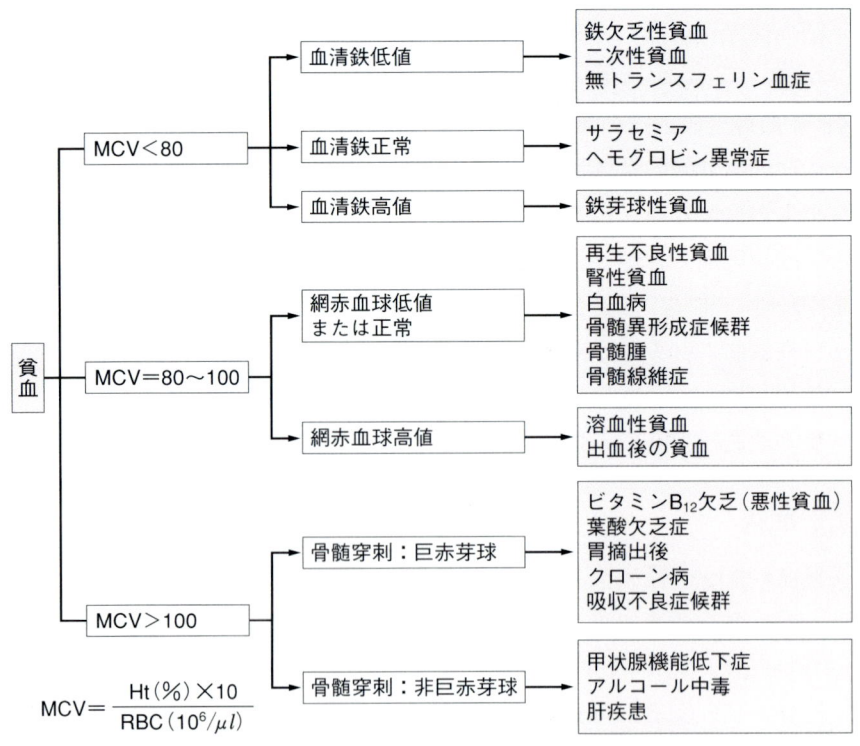

```
                    ┌─ 血清鉄低値 ──→ 鉄欠乏性貧血
                    │                 二次性貧血
                    │                 無トランスフェリン血症
          MCV<80 ──┼─ 血清鉄正常 ──→ サラセミア
                    │                 ヘモグロビン異常症
                    └─ 血清鉄高値 ──→ 鉄芽球性貧血

                    ┌─ 網赤血球低値 ──→ 再生不良性貧血
                    │  または正常      腎性貧血
                    │                  白血病
貧血 ── MCV=80〜100 ┤                  骨髄異形成症候群
                    │                  骨髄腫
                    │                  骨髄線維症
                    └─ 網赤血球高値 ──→ 溶血性貧血
                                       出血後の貧血

                    ┌─ 骨髄穿刺：巨赤芽球 ──→ ビタミンB₁₂欠乏（悪性貧血）
                    │                         葉酸欠乏症
                    │                         胃摘出後
          MCV>100 ─┤                         クローン病
                    │                         吸収不良症候群
                    └─ 骨髄穿刺：非巨赤芽球 → 甲状腺機能低下症
                                             アルコール中毒
                                             肝疾患
```

$$MCV = \frac{Ht(\%) \times 10}{RBC(10^6/\mu l)}$$

図 3-4 平均赤血球容積（MCV）による貧血の鑑別

1）小球性低色素性
- 最も多いのは鉄欠乏性貧血
- 鉄欠乏を起こす基礎疾患の精査
- 低色素性でも血清鉄が低下せずむしろ上昇（鉄芽球性貧血やサラセミアを鑑別）

2）大球性高色素性
- ビタミン $B_{12}$ 欠乏，葉酸欠乏，無胃性貧血，肝疾患，甲状腺機能低下症

3）正球性正色素性
- まず溶血性貧血か否かを鑑別
- 再生不良性貧血，白血病は骨髄検査が大切
- 癌に伴う貧血は骨髄像，末梢血液像，原発巣に関する検査
- 慢性腎不全，内分泌疾患，慢性感染症，膠原病，肝硬変，薬物中毒

# 18. 出血性素因

## 1 定義・概念

- 特別の原因なく，あるいは極めてわずかの外力などで出血しやすく一度出血した場合に容易に止血しがたい状態
- 点状出血：皮膚，粘膜に起こり溢血部位が小さいもの
- 斑状出血：溢血部位が大きいもの
- 臓器出血：臓器に起こる出血
- 血腫：関節や筋肉に出血が起こり血液が塊状となるもの（血友病など）

## 2 病態生理

- 血管の異常，血小板の異常，凝固の異常，線維素溶解の異常に大別
- 播種性血管内凝固症候群（DIC）や血液成分の異常（異常蛋白血症）などもある

### 1）血管壁因子
- 遺伝性出血性血管拡張症（オスラー Osler 病）：先天的な血管の異常
- エーラス-ダンロス Ehlers-Danlos 症候群：コラーゲンの先天性代謝異常
- 壊血病（ビタミンC欠乏症）：コラーゲン合成の低下による出血傾向
- 血管脆弱性の増加：紫斑病（単純性，老人性，アレルギー性，症候性）

### 2）血小板因子
- 血小板減少症：血小板の量的異常，特発性血小板減少性紫斑病（ITP）
- 血小板の質的異常：血小板無力症，ベルナール-スリエ Bernard-Soulier 症候群
- その他：本態性血小板増加症

### 3）血液凝固機構の異常
- 血友病，フォン ウィルブランド von Willebrand 病

4）線維素溶解系（線溶系）の異常
- 一度できたフィブリンがプラスミンにより溶解され出血傾向を呈する

5）血液成分の異常（異蛋白血症）
- 過粘稠度症候群（マクログロブリン血症，多発性骨髄腫）

表 3-18　紫斑の鑑別診断と成因

（村田　満．出血，凝固の異常．主要症候，症候から診断へ．In: 井村裕夫，他編．最新内科学大系．第 3 巻．東京: 中山書店; 1996. p.51-7）

I．止血異常
1. 血小板異常（量的異常，質的異常）
2. 凝固異常

II．止血機構以外の異常
1. "nonpalpable" purpura
   a. 血管内圧の亢進
      急性（バルサルバ Valsalva 手法，咳嗽，嘔吐，分娩など）
      慢性静脈うっ滞
      高地（気圧低下）
   b. 血管の integrity の低下
      加齢——老人性紫斑
      副腎皮質ステロイド使用
      ビタミン C 欠乏——壊血病
      結合組織の異常——エーラス-ダンロス Ehlers-Danlos 症候群
      血管へのアミロイド沈着[*1]
      ホルモン異常（？）—— female easy bruising syndrome または単純性紫斑病
      MELAS 症候群
   c. 血管損傷
      物理的損傷
      紫外線—— purpuric sunburn, solar purpura

感染（細菌，真菌，寄生虫，ウイルス）
塞栓（感染性[*1]，アテローム塞栓，脂肪塞栓，腫瘍塞栓）
アレルギー性，炎症性——血清病，接触性皮膚炎
新生物
中毒性（化学薬品）
血栓—— DIC，クマリン壊死，PNH，抗リン脂質抗体症候群など
薬剤性
   d. 原因不明——"psychogenic" purpura など
2. "palpable" purpura
   a. 異常蛋白血症
      クリオグロブリン血症
      マクログロブリン血症
   b. 皮膚血管炎
      膠原病[*2]
      全身性血管炎
      paraneoplastic vasculitis
      Schönlein-Henoch 紫斑病

[*1] ときに palpable purpura となる．
[*2] ときに nonpalpable purpura となる．
DIC：播種性血管内凝固症候群，PNH：発作性夜間血色素尿症

## 3 診断のポイント

### 1）既往歴，現病歴を充分に聴取する
- 家族内発症や血族結婚：遺伝性疾患（血友病，フォン ウィルブランド病，血小板無力症，ベルナール–スリエ症候群）
- 手術や抜歯の際の出血の程度の確認

### 2）疾患による特徴的な出血様式と部位
- 紫斑の鑑別診断と成因を表3–18に示す
- 点状出血 petechiae：血小板異常や血管性紫斑
- 血友病では関節腔・筋肉・内臓の出血
- フォン ウィルブランド病：皮膚よりも鼻出血，消化管出血が多い
- 本態性血小板増加症：消化管出血が最も多い
- $\alpha_2$プラスミンインヒビター欠乏：いったん止血したところが後出血
- 播種性血管内凝固症候群（DIC）：全身性の著しい出血傾向，ヘパリン投与により血小板が増加し出血傾向が改善

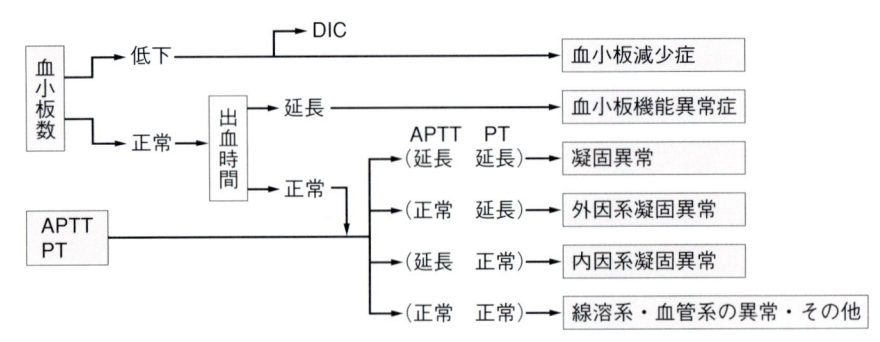

### 3）スクリーニング検査
- スクリーニング検査による出血性疾患の分類を図3–5に示す
- 血小板数，血液像，PT，APTT，フィブリノーゲン，FDP

図3–5 スクリーニング検査による出血性疾患の分類
（村田 満．止血異常血栓性疾患への診断のアプローチ．In: 池田康夫，他編．内科実地診療必携．東京: 朝倉書店; 1999. p.355-64）

- 必要に応じ，血小板凝集能および放出能，骨髄像，抗血小板抗体（PAIgG），トロンボプラスチン形成試験，血液凝固因子測定，線溶時間，血中 anticoagulant（または inhibitor）などを測定

# 19. チアノーゼ

### 1 定義
- 皮膚や粘膜が紫青色〜暗赤色を呈する状態
- 毛細血管血液中の還元ヘモグロビンが 5.0 g/dl 以上存在する場合に出現
- 毛細血管の豊富な部位でよく認められる（口唇，頬，鼻翼，爪床）

### 2 分類 （図 3-6）

#### a. 中枢性チアノーゼ
- 動脈血に還元ヘモグロビンが 5.0 g/dl 以上存在
- 肺への静脈血の不足状態や，肺の酸素化能の障害，心・大血管の異常（シャント）
- 皮膚の他に舌もチアノーゼを呈する

#### b. 末梢性チアノーゼ
1）静脈還流の遅延
- 最も多い
- 末梢での酸素摂取率が増加（心不全，静脈瘤，血栓性静脈炎）

2）動脈血供給不足
- 閉塞性動脈硬化症

3）その他
- 神経性：自律神経（肢端チアノーゼ）
- 血液疾患：赤血球増多症
- 末梢性ではふつう舌のチアノーゼを認めない

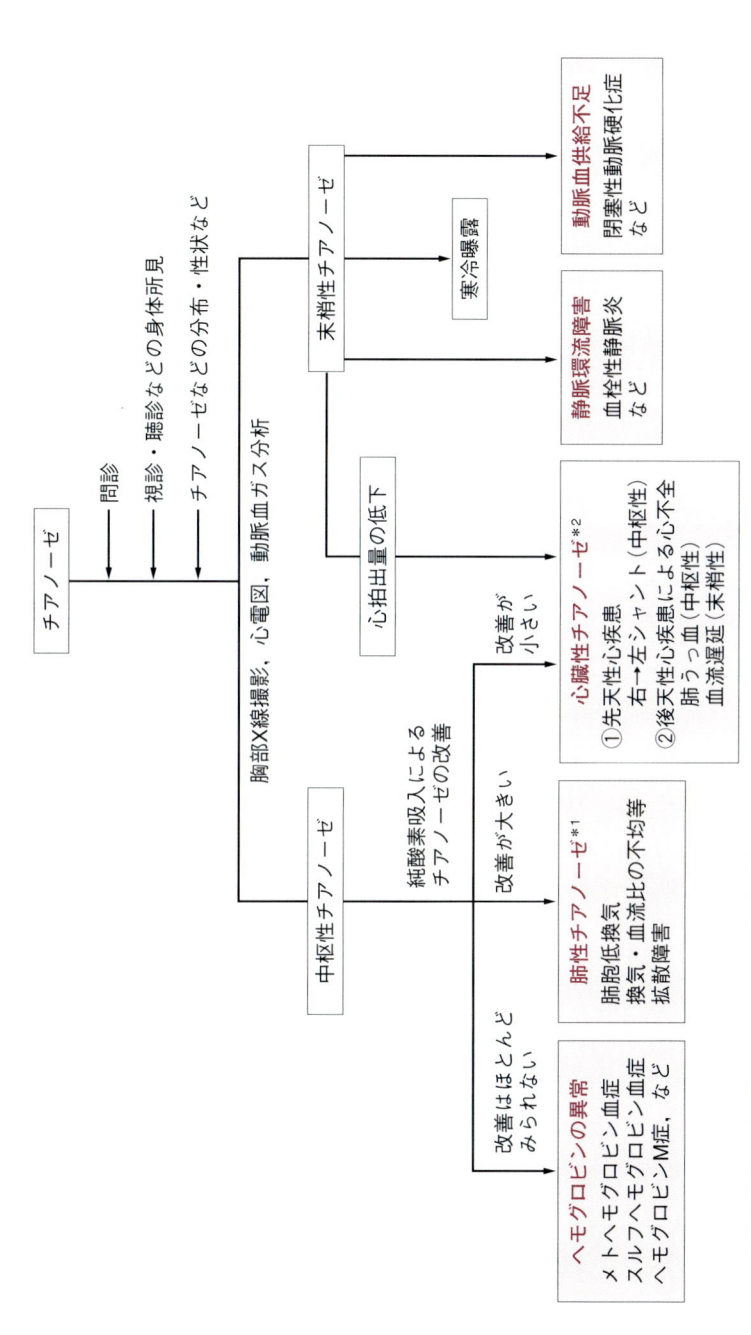

図3-6 **チアノーゼの分類**

(大石修司, 松岡 健. チアノーゼ. In: 呼吸器病 New Approach 1. 東京: メジカルビュー社; 2001. p.202-7)

*1 肺動静脈瘻などの肺内シャントでは酸素吸入の効果は小さい
*2 心エコーによるシャントの確認および心機能の評価

# 20. 浮腫

## 1 定義

- 血管外の細胞外液が組織間隙に異常に貯留した状態

## 2 病態生理

### a. 末梢血管（局所）因子による浮腫

**1）毛細管圧 capillary blood pressure 変化による浮腫**
- 最も多い
- 静脈圧上昇または細小動脈拡張によって毛細管圧が増大
- 起立時の下腿の浮腫，血栓性静脈炎，静脈血栓症，腫瘍・動脈瘤その他による外部からの静脈圧迫，静脈瘤による浮腫
- 肺水腫，気管支喘息などの呼吸困難でも顔面浮腫がみられる
- 上大静脈閉塞時には上半身にのみ浮腫が出現

**2）毛細血管透過性亢進による浮腫**
- 正常の毛細管内皮細胞は血漿蛋白の 95％以上を保有
- 毛細管透過性の亢進から蛋白は血管外に移行し，血液膠質浸透圧が低下し浮腫を生ずる
- 熱傷，外傷，アレルギー，毒素

**3）血漿膠質浸透圧の減少による浮腫**
- 血漿蛋白濃度 5 g/d$l$ 以下では血漿膠質浸透圧の低下のため浮腫を生じる
- 飢餓，栄養失調，ネフローゼ症候群

**4）組織圧低下による浮腫**
- 皮膚，皮下組織の弛緩した高齢者や急にやせた人で生じやすい

**5）リンパうっ滞による浮腫**
- リンパ管閉塞はリンパうっ滞により浮腫を生じる

- 乳癌根治手術のリンパ節郭清，リンパ節への癌転移，リンパ管炎
- フィラリア症末期（象皮病）：両下肢，外陰部

### b. 腎のNa・水貯留による浮腫
#### 1) 食塩の過剰摂取（20〜30 g/日）
- 静脈圧上昇，体重増加と軽度の浮腫
- 摂取中止ですぐ正常化

#### 2) 腎障害
- 食塩・水分の排泄能力の減少による浮腫（腎硬化症，慢性腎炎）
- 糸球体濾過値は常に減少
- 残存尿細管の再吸収能によりNaは保留され浮腫を生じる
- 再吸収能がなければNaは失われ浮腫を生じない

#### 3) 内因性の疾患
- 腎外性ホルモンによる尿細管でのNa・水の再吸収能の亢進による浮腫
- アルドステロン：多くの浮腫疾患で分泌が増加，ネフローゼや肝硬変では著明に増加（続発性アルドステロン症）
- 抗利尿ホルモン（ADH）：下垂体後葉から分泌

### c. 各種疾患時の浮腫（表3-19）
#### 1) 肝性浮腫
- 肝硬変：肝線維化により門脈圧が亢進し腹腔内毛細管圧が上昇
- アルブミンの減少により血漿膠質浸透圧が低下し腹水を生じる
- 肝腫大，下大静脈の圧迫により下肢の浮腫，腎機能低下
- 腎を刺激しNaと水の再吸収をもたらす

#### 2) 心臓性浮腫（うっ血性心不全）
- 心拍出量が減少し腎の糸球体濾過値は減少し，NaとClが貯留
- 副腎皮質の機能亢進によりアルドステロンが増加しNaが貯留
- 抗利尿物質が増し，水の再吸収もふえ，浮腫が増大

**表 3-19 浮腫とその特徴**
(黒川 清, 他編. 吉利 和 内科診断学. 改訂 9 版. 京都: 金芳堂; 2004. p.241)

| 種類 | 原疾患 | 好発部位 | その他の症状 | 検査所見：血清アルブミン | 検査所見：蛋白尿 | 検査所見：その他 |
|---|---|---|---|---|---|---|
| 心臓性浮腫 | うっ血性心不全 | 下腿, 手背, 体の下垂部 | 心拡大, 雑音, 心不全徴候, 呼吸困難, 肺下部ラ音, 静脈怒張, 静脈圧亢進, 肝腫大など | 正常または低下 | (＋) | 胸部 X 線, 心電図, 心音図, 心エコー図 |
| 腎性浮腫 | 急性腎炎 | 顔面ことに眼瞼部 (短期間) | 血圧上昇 | 低下 | (＋) | 検尿 (顕微鏡的血尿) |
| 腎性浮腫 | ネフローゼ症候群 | 顔面, 手足全身性 (長期間) | | 著明減少 | (＋＋) | 高コレステロール血症 |
| 肝性浮腫 | 肝硬変 | 下腿～腹水 | 静脈側副路, くも状血管腫, 手掌紅斑肝腫大ときに脾腫, 黄疸 | 低下 | | 肝機能障害 |
| 栄養性浮腫 | 低蛋白血症 | 下腿～全身 | 長期の不適当な食事栄養失調症の徴候 | 低下 | | |
| 内分泌性浮腫 | 甲状腺機能低下症 その他下垂体, 副腎の異常 | 下腿～全身 | 粘液水腫では特有顔貌, 寒さに弱い. 結合織内のムコ多糖体の蓄積で圧窩を形成しない. クッシング Cushing 症候群では約 30 % に浮腫をみる | 正常 | (－) | $T_3 \cdot T_4 \downarrow$ TSH ↑, $^{123}I \cdot ^{131}I$ 摂取率 ↓, 基礎代謝率 ↓ や血中コーチゾル ↑ など |
| 薬剤性浮腫 | Ca 拮抗薬 β 遮断薬 非ステロイド抗炎症薬など | 下腿～全身 | 特になし | 正常 | (－) | 特になし |
| アレルギー性浮腫 | クインケ Quincke 浮腫 | 顔面, 四肢, 陰部などの皮膚, 口腔気道粘膜 | 経過は短時間 (数分～数時間) | 正常 | (－) | 再発性, 家族内発生 |
| リンパ性浮腫 | フィラリア症 | 下腿, その他 | フィラリア症の存在する地方に居住の前歴 | 正常 | (－) | フィラリア虫体の証明 フィラリア補体結合反応 |
| リンパ性浮腫 | 原発性リンパ性浮腫 | 下肢 (一側性) | 20 歳前後に多発 | 正常 | (－) | リンパ管造影による形成不全 |
| 原因不明の浮腫 | 特発性浮腫 | 下肢とくに足くび | 女性に多い 浮腫の変動が著明 | 正常 | (－) | |

### 3）腎性浮腫
- 急性腎炎：主に心不全による浮腫
- 慢性腎炎：高血圧症による二次的心不全による浮腫
- ネフローゼ症候群：低アルブミン血症により血漿膠質浸透圧が低下

# 21. リンパ節腫脹

## 1 概念
- 局所あるいは全身のリンパ節が腫脹している状態
- 一般に正常のリンパ節は小さく，触診によって触れにくい

## 2 病態生理
- リンパ節：全身に分布
- 体外からの細菌やウイルスなどの侵入を見張っている
- 炎症反応：侵入に対しリンパ球・細網系細胞の増殖，好中球の浸潤，浸出液の増加，血管拡張によりリンパ節が腫脹
- 悪性腫瘍の転移：リンパ節で増殖したり，リンパ節の細胞そのものが悪性化して増殖し腫脹
- その他：脂質の沈着（リンパ節の網内系細胞に貪食され沈着）
- 膠原病，アレルギー疾患などで反応性に腫脹

## 3 リンパ節腫脹の分類とその原因疾患

1）炎症性腫脹
　1）限局性腫脹
　　①急性リンパ節炎
　　②リンパ節結核，猫ひっかき病，野兎病，ブルセラ症，ハンセン病，ペスト，梅毒，鼠径リンパ肉芽腫，サルコイドーシス，川崎病
　2）汎発性腫脹
　　伝染性単核球症，サイトメガロウイルス感染症，トキソプラスマ症，風疹，麻疹，梅毒（ゴム腫）

2）腫瘍性腫脹
   1）悪性リンパ腫
      ①非ホジキン Hodgkin リンパ腫
      ②ホジキン病
   2）細網症 reticulosis（全身性）
   3）免疫芽球性リンパ節症（全身性）
   4）白血病（全身性）
   5）異蛋白血症（全身性）：マクログロブリン血症，H 鎖病
   6）悪性腫瘍の転移（限局性）
3）リポイド沈着性腫脹（全身性）
   1）ハンド-シュラー-クリスチャン Hand-Schüller-Christian 病
   2）ゴーシェ Gaucher 病
   3）ニーマン-ピック Niemann-Pick 病
4）アレルギー性腫脹（汎発性）
   ・血清病，薬物アレルギー
5）膠原病（汎発性）
   ・慢性関節リウマチ，全身性エリテマトーデス

## 4 リンパ節の触診

- 頸部（側頸部，顎下，鎖骨上窩など），後頭部，腋窩，鼠径部を触診
- 頸部は特に臨床上，リンパ節腫脹の頻度が高く重要

### 1）リンパ節腫脹部位の皮膚所見
- 通常皮膚は異常を認めない
- 局所熱感や発赤は急性化膿性炎症が示唆される

### 2）瘻孔
- 化膿性炎症，結核性リンパ節炎，放線菌症，野兎病

### 3）疼痛
- 化膿性炎症の特徴
- 結核や悪性腫瘍ではまれ

4）大きさ，数，硬度
- 著しく大きい場合は腫瘍性病変が考えられる
- 成長が早い⇨悪性腫瘍を示唆
- 多数「るいるい」と認める⇨結核，悪性リンパ腫，癌のリンパ節転移
- 軟らかい⇨急性炎症のことが多い
- 弾性硬ないし硬い⇨結核，悪性リンパ腫，癌のリンパ節転移

5）移動性
- 移動性がない⇨リンパ節周囲炎による癒着，悪性腫瘍の周囲への浸潤

6）腺塊形成
- 結核性リンパ節炎でよくみられる（リンパ節どうしが癒着）
- ときに悪性腫瘍でみられることもある

## 5 リンパ節腫脹を主徴とする疾患

1）急性化膿性リンパ節炎
- 最も高頻度
- 発熱，白血球数増加，CRP 陽性
- 抗生物質によく反応（予後は良好）

2）結核性リンパ節炎
- 慢性炎症によるリンパ節腫脹の代表的疾患（近年減少している）
- 頸部リンパ節に好発し腺塊形成
- 炎症の所見（発赤，局所熱）を伴わない
- 悪性腫瘍によるリンパ節腫脹との鑑別が大切

3）伝染性単核球症
- 一般に無痛性のリンパ節腫脹

4）梅毒
- 第2期梅毒で発疹とともに全身性に無痛性リンパ節腫脹
- 第3期にゴム腫　gumma

5）悪性リンパ腫
- 無痛性の頸部リンパ節腫脹として初発

- リンパ節生検により確定診断

### 6）白血病
- 慢性リンパ性白血病（CLL）で著明
- 悪性リンパ腫との鑑別が重要

### 7）悪性腫瘍のリンパ節転移
- ウィルヒョウリンパ節転移　Virchow's lymphnode metastasis：左鎖骨上窩リンパ節への内臓癌からの転移

## 6　診断上の注意

- 表在性リンパ節腫脹：前述の疾患を鑑別
- 深部リンパ節腫脹：胸部 X 線，CT，超音波，ガリウムシンチおよびリンパ管造影

## 7　リンパ節腫脹の部位と診断

- 特殊な疾患は特殊な部位のリンパ節の腫脹を起こす
- リンパ節腫脹の検査の進め方を図 3-7 に示す

### 1）伝染性疾患
- 風疹：耳介後部のリンパ節腫脹を起こすことが多い

### 2）悪性リンパ腫や結核性リンパ節炎
- 通常頸部のリンパ節に初発
- 悪性リンパ腫は，前縦隔リンパ腺を侵すことがあるバーキット　Burkitt リンパ腫や非ホジキンリンパ腫などで腹腔内リンパ節が腫脹
- 腹部腫瘤，腹水，黄疸，浮腫

### 3）甲状腺癌
- 周辺の局所リンパ節を侵すことが多い

### 4）乳癌
- 腋窩リンパ節腫脹を起こしうる

### 5）鼠径部リンパ節
- 非特異的によく腫脹するため診断的意義はつけ難い

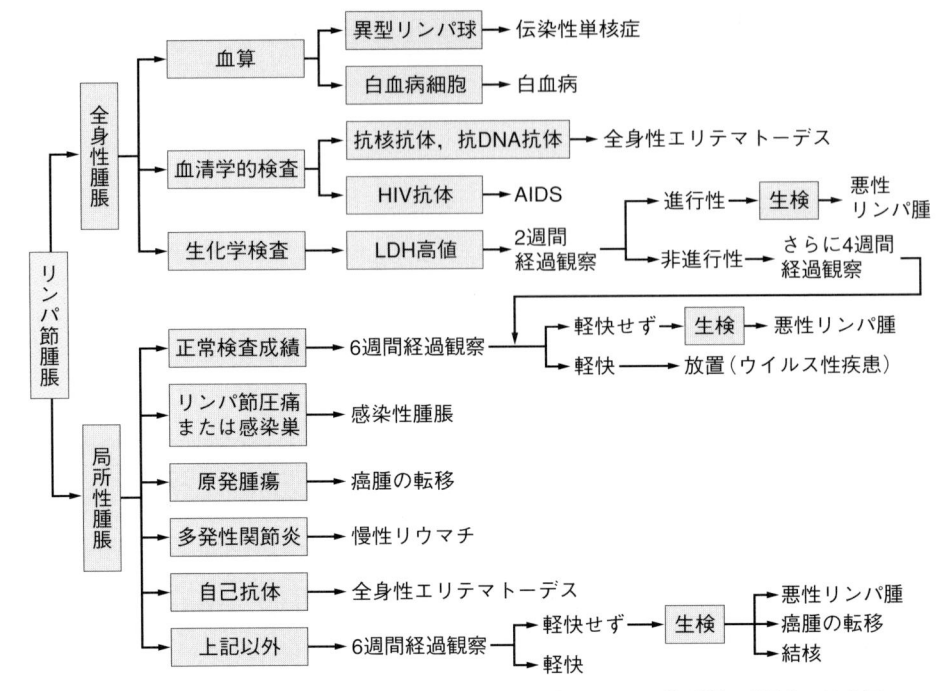

**図3-7** リンパ節腫脹の検査の進め方(押味和夫．リンパ節腫脹，脾腫．日本医師会雑誌〔特別号〕血液疾患診療マニュアル 2000; 124(8): S55．より引用)

## 6) 肺門リンパ節
- 肺癌，肺結核，悪性リンパ腫など
- 両側肺門リンパ節腫脹(BHL)：サルコイドーシス

# ■索 引■

## あ

| | |
|---|---|
| アイゼンメンジャー症候群 | 24 |
| アカラジア | 58 |
| アキレス腱反射 | 43 |
| アジソン病 | 8 |
| アスペルギルス | 99 |
| アテトーゼ | 42 |
| アトピー性皮膚炎 | 83 |
| アフタ性口内炎 | 13 |
| アルツハイマー病 | 80 |
| 悪液質 | 8 |
| 悪性腫瘍 | 99 |
| 悪性リンパ腫 | 117, 118 |
| 圧痛点 | 31 |
| 鞍鼻 | 14 |

## い

| | |
|---|---|
| イレウス | 58 |
| 　麻痺性― | 32 |
| インターフェロン | 97 |
| 異常呼吸音 | 17, 19 |
| 異常拍動 | 21 |
| 異蛋白血症 | 117 |
| 意識障害 | 81 |
| 意識レベルの評価 | 33 |
| 遺伝性代謝性疾患 | 79 |
| 咽頭反射 | 40 |
| 陰部掻痒症 | 85 |

## う

| | |
|---|---|
| ウイルス感染症 | 99 |
| ウィルヒョウリンパ節転移 | 119 |
| ウェーバー試験 | 39 |
| ウェルニッケ失語 | 47 |
| うっ血乳頭 | 49 |

## え

| | |
|---|---|
| エーラス-ダンロス症候群 | 106 |
| 栄養状態 | 6 |
| 腋窩検温法 | 9 |
| 腋窩中央線 | 17 |
| 嚥下障害 | 40 |

## お

| | |
|---|---|
| オスラー病 | 106 |
| 小野寺点 | 31 |
| 悪寒戦慄 | 99 |
| 悪心 | 58 |
| 黄色腫 | 8 |
| 黄疸 | 7 |
| 嘔吐 | 58 |
| 横隔膜弛緩症 | 70 |
| 横隔膜ヘルニア | 62, 70 |
| 温度眼振試験 | 40 |

## か

| | |
|---|---|
| カーテン徴候 | 40 |
| カンジダ | 85, 99 |
| かかと膝試験 | 44 |
| 下顎反射 | 42 |
| 化学伝達物質 | 91 |
| 仮性めまい | 76 |
| 花粉症 | 85 |
| 疥癬 | 83 |
| 解離性大動脈瘤 | 62 |

| | |
|---|---|
| 外眼筋運動 | 37 |
| 外転神経 | 36 |
| 　麻痺 | 37, 49 |
| 拡張期血圧 | 16 |
| 拡張期性雑音 | 26 |
| 核間性眼筋麻痺 | 38 |
| 核上性眼筋麻痺 | 37 |
| 滑車神経 | 36 |
| 　麻痺 | 37 |
| 褐色細胞腫 | 70 |
| 川崎病 | 96, 116 |
| 肝性浮腫 | 113 |
| 肝不全 | 82 |
| 間欠熱 | 98 |
| 感音性難聴 | 40 |
| 感覚運動発作 | 79 |
| 関節痛 | 66 |
| 　多発性― | 67 |
| 　単発性― | 66 |
| 関連痛 | 64 |
| 観念失行 | 48 |
| 鑑別診断 | 3 |
| 眼球運動 | 37 |
| 眼球頭反射 | 49 |
| 眼球突出 | 12 |
| 眼球迷走神経反射 | 74 |
| 眼瞼下垂 | 12, 37 |
| 眼瞼結膜 | 12 |
| 眼振 | 37 |
| 　小脳性― | 37 |
| 　前庭― | 37 |
| 眼輪筋反射 | 38 |
| 顔貌 | 7 |
| 　正常― | 7 |
| 顔面筋反射 | 42 |
| 顔面紅潮 | 11 |
| 顔面硬直 | 7 |
| 顔面失行 | 48 |

| | |
|---|---|
| 顔面神経麻痺 | 11 |

**き**

| | |
|---|---|
| キュンメル点 | 31 |
| 気管支呼吸音 | 17 |
| 既往歴 | 4 |
| 起立性低血圧 | 74 |
| 稀毛症 | 8 |
| 期外収縮 | 70 |
| 器質性雑音 | 26 |
| 吃逆 | 80 |
| 丘疹 | 90 |
| 吸引反射 | 39 |
| 吸気性呼吸困難 | 71 |
| 急性化膿性リンパ節炎 | 118 |
| 急性膵炎 | 62 |
| 球結膜 | 12 |
| 嗅神経 | 36 |
| 巨赤芽球性貧血 | 103 |
| 挙睾筋反射 | 42 |
| 狭心症 | 62 |
| 胸骨線 | 17 |
| 胸骨中央線 | 17 |
| 胸痛 | 60 |
| 胸膜炎 | 62 |
| 胸膜摩擦音 | 20 |
| 強制把握 | 43 |
| 強直-間代発作 | 77 |
| 筋性防御 | 30 |
| 筋トーヌス | 41 |
| 緊張性頭痛 | 59 |

**く**

| | |
|---|---|
| クッシング症候群 | 11, 87 |
| クボステック徴候 | 39 |
| クモ状血管腫 | 8 |
| クモ膜下出血 | 82 |
| クランプ | 80 |

| | |
|---|---|
| クリプトコッカス | 99 |
| クロイツフェルド-ヤコブ病 | 80 |
| グラハム-スティール雑音 | 27 |
| 群発性頭痛 | 59 |

## け

| | |
|---|---|
| ケルニッヒ徴候 | 52 |
| ゲルストマン症候群 | 49 |
| 毛ジラミ症 | 85 |
| 痙笑 | 11 |
| 痙性歩行 | 41 |
| 痙攣 | 77 |
| 　　破傷風性— | 80 |
| 傾眠 | 33, 81 |
| 稽留熱 | 98 |
| 頸静脈 | 14, 103 |
| 頸動脈 | 14 |
| 頸動脈性失神 | 74 |
| 欠伸発作 | 77 |
| 血液性呼吸困難 | 71 |
| 血管障害性頭痛 | 59 |
| 血管性雑音 | 32 |
| 血腫 | 106 |
| 血小板無力症 | 106 |
| 血友病 | 106 |
| 結核 | 94, 99 |
| 結核性リンパ節炎 | 118 |
| 結節 | 91 |
| 肩甲骨線 | 17 |
| 健忘失語 | 48 |
| 原因不明の発熱 | 101 |
| 原発疹 | 90 |
| 現病歴 | 4 |

## こ

| | |
|---|---|
| コプリック斑 | 13 |
| ゴーシェ病 | 117 |
| こま音 | 27, 103 |
| 小刻み歩行 | 41 |
| 呼気性呼吸困難 | 71 |
| 呼気の延長 | 19 |
| 呼吸困難 | 71 |
| 　　吸気性— | 71 |
| 　　血液性— | 71 |
| 　　呼気性— | 71 |
| 　　混合性— | 71 |
| 　　心臓性— | 71 |
| 　　神経性— | 71 |
| 　　肺性— | 71 |
| 　　閉塞性— | 71 |
| 口蓋反射 | 40 |
| 口蓋麻痺 | 13 |
| 口腔乾燥 | 39 |
| 口臭 | 12 |
| 口唇ヘルペス | 12, 98 |
| 口内検温法 | 9 |
| 口輪筋反射 | 38 |
| 甲状腺 | 14 |
| 甲状腺癌 | 119 |
| 甲状腺機能亢進症 | 70 |
| 甲状腺中毒症 | 27 |
| 抗利尿ホルモン | 113 |
| 肛門反射 | 42, 46 |
| 後腋窩線 | 17 |
| 後彎 | 15 |
| 紅斑 | 90 |
| 　　伝染性— | 91, 96 |
| 高血圧性脳症 | 82 |
| 高血糖症 | 82 |
| 高炭酸ガス血症 | 82 |
| 項部硬直 | 51 |
| 硬膜外血腫 | 82 |
| 構語障害 | 44 |
| 構成失行 | 48 |
| 膠原病 | 95, 99 |
| 骨髄線維症 | 103 |

| | |
|---|---|
| 骨痛 | 62 |
| 昏睡 | 33, 82 |
| 　深ー | 33 |
| 　半ー | 33 |
| 昏迷 | 33, 82 |
| 混合性呼吸困難 | 71 |

## さ

| | |
|---|---|
| サイトメガロウイルス感染症 | 116 |
| サラセミア | 105 |
| サルコイドーシス | 96, 116 |
| 鎖骨中央線 | 17 |
| 嗄声 | 40 |
| 再生不良性貧血 | 103 |
| 錯乱 | 34 |
| 三尖弁狭窄症 | 27 |
| 散瞳 | 12 |

## し

| | |
|---|---|
| シェーグレン症候群 | 39 |
| シャイ-ドレーガー症候群 | 74 |
| シャルコー熱 | 98 |
| ジストニー | 42 |
| ジスメトリア | 44 |
| ジフテリア | 13 |
| ジャクソン型発作 | 79 |
| 自然気胸 | 62 |
| 弛張熱 | 98 |
| 脂漏性湿疹 | 83 |
| 視覚失認 | 48 |
| 視床下部 | 97 |
| 視神経 | 36 |
| 紫斑 | 90 |
| 自覚症状 | 2 |
| 耳鳴 | 75 |
| 痔核 | 15 |
| 色彩失認 | 48 |
| 色素斑 | 90 |

| | |
|---|---|
| 失外套症候群 | 34 |
| 失血 | 102 |
| 失語 | 46 |
| 　ウェルニッケー | 47 |
| 　健忘ー | 48 |
| 　伝導ー | 48 |
| 　ブローカー | 47 |
| 失行 | 48 |
| 　観念ー | 48 |
| 　顔面ー | 48 |
| 　構成ー | 48 |
| 　着衣ー | 48 |
| 失神 | 73 |
| 　頸動脈性ー | 74 |
| 　心臓性ー | 74 |
| 失声 | 40 |
| 失調性歩行 | 41 |
| 失認 | 48 |
| 　視覚ー | 48 |
| 　色彩ー | 48 |
| 　手指ー | 49 |
| 　触覚ー | 48 |
| 　相貌ー | 48 |
| 　半側空間ー | 48 |
| 湿疹 | 83 |
| 　脂漏性ー | 83 |
| 膝蓋腱反射 | 43 |
| 尺骨反射 | 43 |
| 手指失認 | 49 |
| 手術瘢痕 | 28 |
| 主訴 | 4 |
| 収縮期陥凹 | 21 |
| 収縮期血圧 | 16 |
| 重症筋無力症 | 12 |
| 縦隔気腫 | 62 |
| 縮瞳 | 12 |
| 出血性素因 | 106 |
| 徐呼吸 | 10 |

| | |
|---|---|
| 徐拍 | 70 |
| 徐脈 | 9 |
| 除脳硬直 | 50 |
| 小球性低色素性貧血 | 105 |
| 小球性貧血 | 102 |
| 小頭症 | 11 |
| 小脳橋角腫瘍 | 75 |
| 小脳失調 | 44 |
| 小脳性眼振 | 37 |
| 小発作 | 77 |
| 症候群 | 53 |
| 症候性てんかん | 77, 79 |
| 症状 | 2, 53 |
| 猩紅熱 | 13, 91, 96 |
| 焦点運動発作 | 79 |
| 上腕二頭筋反射 | 42 |
| 食餌性中毒疹 | 95 |
| 食道痙攣 | 62 |
| 食欲 | 10 |
| 　　異常 | 57 |
| 　　不振 | 10 |
| 触覚失認 | 48 |
| 褥瘡 | 8 |
| 心悸亢進 | 68 |
| 心筋梗塞 | 62 |
| 心雑音 | 25 |
| 心尖拍動 | 21 |
| 心臓神経症 | 70 |
| 心臓性呼吸困難 | 71 |
| 心臓性失神 | 74 |
| 心臓性浮腫 | 113 |
| 心濁音界 | 22 |
| 心房細動 | 70 |
| 心房粗動 | 70 |
| 心房中隔欠損症 | 24 |
| 心膜炎 | 62 |
| 心膜摩擦音 | 21, 25 |
| 神経性呼吸困難 | 71 |
| 神経性食思不振症 | 89 |
| 振水音 | 32 |
| 振戦 | 42 |
| 真菌（感染）症 | 94, 99 |
| 真性めまい | 75 |
| 深昏睡 | 33 |
| 深部知覚 | 45 |
| 深部反射 | 42 |
| 診断的治療 | 3 |
| 診断の手順 | 2 |
| 腎盂炎 | 66 |
| 腎性貧血 | 103 |
| 腎性浮腫 | 115 |
| 蕁麻疹 | 83 |

## す

| | |
|---|---|
| ストークス-アダムス症候群 | 74, 80 |
| スパズム | 80 |
| 水痘 | 91, 96 |
| 水頭症 | 11 |
| 水疱 | 91 |
| 睡眠 | 10 |
| 髄膜炎 | 82 |
| 髄膜刺激症状 | 51 |

## せ

| | |
|---|---|
| せん妄 | 33, 82, 98 |
| 生活習慣 | 5 |
| 正球性正色素性貧血 | 105 |
| 正球性貧血 | 102 |
| 正常顔貌 | 7 |
| 正常呼吸音 | 19 |
| 声音振盪 | 20 |
| 性欲 | 10 |
| 清明 | 33 |
| 精神運動発作 | 79 |
| 精神知覚発作 | 79 |
| 赤鼻性痤瘡 | 14 |

| | |
|---|---|
| 脊柱中央線 | 17 |
| 接触性皮膚炎 | 83 |
| 舌下神経 | 41 |
| 舌下静脈の怒張 | 13 |
| 先端肥大症 | 11, 16 |
| 先天性皮膚色素欠如 | 7 |
| 線維束攣縮 | 42 |
| 繊弱型 | 6 |
| 全身倦怠感 | 54 |
| 全身状態 | 6 |
| 全汎性てんかん | 77 |
| 前腋窩線 | 17 |
| 前庭眼振 | 37 |
| 前彎 | 15 |
| 蠕動不安 | 29 |

## そ

| | |
|---|---|
| 粗糙呼吸音 | 19 |
| 鼠径部リンパ節 | 119 |
| 鼠径リンパ肉芽腫 | 116 |
| 相貌失認 | 48 |
| 搔痒 | 83 |
| 　　陰部― | 85 |
| 僧帽弁狭窄症 | 24 |
| 総合診断 | 2 |
| 臓器出血 | 106 |
| 側頭動脈炎 | 101 |
| 側頭葉てんかん | 79 |
| 側彎 | 15 |
| 続発疹 | 91 |
| 続発性アルドステロン症 | 113 |

## た

| | |
|---|---|
| 多発性関節痛 | 67 |
| 多発性硬化症 | 75 |
| 多毛症 | 8 |
| 垂れ足歩行 | 41 |
| 打診法 | 16 |

| | |
|---|---|
| 体性痛 | 63 |
| 対光反射 | 37 |
| 　　消失 | 12 |
| 苔癬 | 85 |
| 帯状疱疹 | 62, 96 |
| 　　耳― | 75 |
| 大球性高色素性貧血 | 105 |
| 大球性貧血 | 102 |
| 大腿動脈音 | 27 |
| 大頭症 | 11 |
| 大動脈縮窄症 | 27 |
| 大動脈弁狭窄症 | 27 |
| 大動脈弁閉鎖不全症 | 27 |
| 大脳皮質 | 34 |
| 大発作 | 77 |
| 第II音の分裂 | 24 |
| 脱力発作 | 79 |
| 樽状胸郭 | 15 |
| 単発性関節痛 | 66 |
| 胆道疾患 | 62 |
| 蛋白尿 | 98 |
| 　　熱性― | 98 |
| 断続性ラ音 | 20 |

## ち

| | |
|---|---|
| チアノーゼ | 110 |
| 　　中枢性― | 110 |
| 　　末梢性― | 110 |
| チャドック反射 | 44 |
| 知覚解離 | 45 |
| 知覚の神経支配 | 45 |
| 着衣失行 | 48 |
| 中枢性チアノーゼ | 110 |
| 中毒性迷路障害 | 75 |
| 腸雑音 | 32 |
| 腸チフス | 91, 96, 98 |
| 徴候 | 2, 53 |
| 調節反射 | 37 |

| | | | | |
|---|---|---|---|---|
| 聴診 | 23 | | 頭蓋内疾患性— | 59 |
| 直腸温 | 9 | | 偏— | 59 |

### つ

| | | | | |
|---|---|---|---|---|
| 椎間板ヘルニア | 66 | | 闘士型 | 6 |
| | | | 動眼神経 | 36 |
| | | | 瞳孔 | 37 |
| | | | 不同 | 12 |

### て

| | | | | |
|---|---|---|---|---|
| テタニー | 80 | | 特殊感覚発作 | 79 |
| テント切痕ヘルニア | 50 | | 特発性てんかん | 77 |
| デング熱 | 98 | | 突発性発疹 | 91, 96 |
| てんかん | 77 | | | |

### な

| | | | | |
|---|---|---|---|---|
| 　症候性— | 77, 79 | | 内臓脂肪沈着型肥満 | 86 |
| 　全汎性— | 77 | | 内臓痛 | 63 |
| 　側頭葉— | 79 | | 内臓迷走神経反射 | 74 |
| 　特発性— | 77 | | | |
| 　皮質— | 79 | | | |
| 　部分— | 79 | | | |

### に

| | | | | |
|---|---|---|---|---|
| 低血糖症 | 70, 82 | | ニーマン-ピック病 | 117 |
| 鉄欠乏性貧血 | 103 | | 2点識別 | 46 |
| 点状出血 | 106, 108 | | 二峰性の発熱 | 98 |
| 伝音性難聴 | 39 | | 乳癌 | 119 |
| 伝染性紅斑 | 91, 96 | | 乳頭線 | 17 |
| 伝染性単核球症 | 118 | | 尿毒症 | 82 |
| 伝導失語 | 48 | | 尿路結石 | 66 |
| | | | 人形の眼現象 | 50 |

### と

### ね

| | | | | |
|---|---|---|---|---|
| トキソプラスマ症 | 116 | | ネフローゼ症候群 | 112 |
| トリコモナス | 85 | | 猫ひっかき病 | 116 |
| 閉じこめ症候群 | 34 | | 熱射病 | 82 |
| 統合失調症 | 84 | | 熱性蛋白尿 | 98 |
| 統合知覚 | 45, 46 | | 粘液水腫 | 11 |
| 頭蓋内圧亢進 | 49 | | | |

### の

| | | | | |
|---|---|---|---|---|
| 頭蓋内疾患性頭痛 | 59 | | 能面状 | 7 |
| 頭痛 | 59 | | 脳圧亢進 | 58 |
| 　国際分類 | 59 | | 脳炎 | 82 |
| 　緊張性— | 59 | | 脳幹腫瘍 | 75 |
| 　群発性— | 59 | | 脳梗塞 | 82 |
| 　血管障害性— | 59 | | | |

| | |
|---|---|
| 脳挫傷 | 82 |
| 脳腫瘍 | 82 |
| 脳出血 | 82 |
| 脳振盪 | 82 |
| 脳ヘルニア | 50 |

### は

| | |
|---|---|
| ハンセン病 | 116 |
| ハンド-シュラー-クリスチャン病 | 117 |
| バビンスキー反射 | 43 |
| パーキンソン病 | 7 |
| ばち指 | 8 |
| 波動 | 32 |
| 破傷風性痙攣 | 80 |
| 播種性血管内凝固症候群 | 108 |
| 肺高血圧症 | 62 |
| 肺塞栓症 | 62 |
| 肺性呼吸困難 | 71 |
| 肺動脈弁狭窄症 | 24 |
| 肺胞呼吸音 | 17 |
| 肺門リンパ節 | 120 |
| 背部痛 | 65 |
| 排尿障害 | 46 |
| 梅毒 | 94, 116, 118 |
| 白血病 | 119 |
| 白癬 | 83 |
| 発熱 | 97 |
| 　原因不明の— | 101 |
| 　二峰性の— | 98 |
| 鳩胸 | 15 |
| 反響言語 | 47 |
| 反跳痛 | 29, 31 |
| 半昏睡 | 33 |
| 半側空間失認 | 48 |
| 斑状出血 | 106 |

### ひ

| | |
|---|---|
| ヒステリー | 74, 82 |
| ヒポクラテス顔貌 | 7 |
| ビタミンC欠乏症 | 106 |
| ピック病 | 80 |
| 皮下気腫 | 8 |
| 皮下脂肪沈着型肥満 | 86 |
| 皮下出血 | 8 |
| 皮質てんかん | 79 |
| 皮膚書字試験 | 46 |
| 皮膚線条 | 8, 28 |
| 肥満 | 86 |
| 　内臓脂肪沈着型— | 86 |
| 　皮下脂肪沈着型— | 86 |
| 肥満型 | 6 |
| 肥満度 | 86 |
| 微熱 | 101 |
| 鼻出血 | 14 |
| 鼻中隔穿孔 | 14 |
| 鼻翼呼吸 | 13 |
| 膝うち試験 | 44 |
| 表在知覚 | 44 |
| 表在反射 | 42 |
| 標準体重 | 86 |
| 病歴 | 2 |
| 貧血 | 102 |
| 　巨赤芽球性— | 103 |
| 　再生不良性— | 103 |
| 　小球性— | 102 |
| 　小球性低色素性— | 105 |
| 　腎性— | 103 |
| 　正球性— | 102 |
| 　正球性正色素性— | 105 |
| 　大球性— | 102 |
| 　大球性高色素性— | 105 |
| 　鉄欠乏性— | 103 |
| 　溶血性— | 103 |
| 頻呼吸 | 10 |
| 頻脈 | 9 |

## ふ

| | |
|---|---|
| フォン ウィルブランド病 | 106, 108 |
| フレーリッヒ症候群 | 87 |
| ブルジンスキー徴候 | 51 |
| ブルセラ症 | 116 |
| ブルンベルグ徴候 | 31 |
| ブローカ失語 | 47 |
| ブロードベント徴候 | 21 |
| 不随意運動 | 42 |
| 不整脈 | 9 |
| 不明熱 | 101 |
| 浮腫 | 8, 112 |
| 　　肝性― | 113 |
| 　　心臓性― | 113 |
| 　　腎性― | 115 |
| 部分てんかん | 79 |
| 舞踏病様運動 | 42 |
| 風疹 | 91, 96 |
| 副神経 | 40 |
| 腹痛 | 63 |
| 腹壁反射 | 42 |
| 複視 | 37 |
| 輻輳反射消失 | 12 |

## へ

| | |
|---|---|
| ヘマトクリット | 104 |
| ヘミバリスムス | 42 |
| ヘモクロマトーシス | 8 |
| ヘモグロビン | 104 |
| ベーチェット病 | 96 |
| ベル現象 | 38 |
| ベルナール-スリエ症候群 | 106 |
| ペスト | 116 |
| ペル-エブスタイン熱 | 98 |
| 平衡機能 | 40 |
| 閉塞性呼吸困難 | 71 |
| 変形性脊椎症 | 66 |
| 偏頭痛 | 59 |
| 弁膜症 | 24 |
| 便通 | 11 |

## ほ

| | |
|---|---|
| ホルネル症候群 | 12 |
| ボアス点 | 31 |
| 膀胱直腸障害 | 46 |
| 膨疹 | 91 |
| 発作性頻拍 | 70 |
| 発疹 | 90 |
| 本態性血小板増加症 | 108 |
| 奔馬調律 | 24 |

## ま

| | |
|---|---|
| マクバーネイ点 | 31 |
| マラリア | 99 |
| マルファン症候群 | 16 |
| 麻疹 | 91, 96 |
| 麻痺性イレウス | 32 |
| 末梢性チアノーゼ | 110 |
| 満月様顔貌 | 11 |
| 慢性関節リウマチ | 67 |
| 慢性硬膜下血腫 | 82 |

## み

| | |
|---|---|
| ミオキミア | 42 |
| ミオクローヌス | 42 |
| ミオクロニー発作 | 79 |
| ミオパシー様顔貌 | 38 |
| 耳帯状疱疹 | 75 |
| 脈拍数 | 9 |

## む

| | |
|---|---|
| 無効造血 | 103 |
| 無動無言 | 34 |
| 無力状態 | 54 |
| 虫さされ | 83 |

## め

| | |
|---|---|
| メニエール症候群 | 75 |
| メニエール病 | 58 |
| めまい | 75 |
| 　仮性— | 76 |
| 　真性— | 75 |
| 明識不能状態 | 81 |

## も

| | |
|---|---|
| 毛様体脊髄反射 | 37 |
| 問診 | 4 |

## や

| | |
|---|---|
| 野兎病 | 116 |
| 薬疹 | 83 |
| 薬物中毒 | 80 |
| 薬物中毒疹 | 94 |

## ゆ

| | |
|---|---|
| 指たたき試験 | 44 |
| 指鼻試験 | 44 |

## よ

| | |
|---|---|
| 痒疹 | 83 |
| 溶血性貧血 | 103 |
| 腰椎圧迫骨折 | 66 |
| 腰痛 | 65 |
| 腰部脊柱管狭窄症 | 65 |

## ら

| | |
|---|---|
| ラ音（ラッセル音） | 19 |
| 　断続性— | 20 |
| 　連続性— | 20 |
| ランツ点 | 31 |

## り

| | |
|---|---|
| リンネ試験 | 39 |
| リンパ節 | 10 |
| リンパ節郭清 | 113 |
| リンパ節結核 | 116 |
| リンパ節腫脹 | 14, 116 |
| 立体認知 | 46 |
| 臨床検査 | 2 |
| 臨床検査診断学 | 1 |

## る

| | |
|---|---|
| るいそう | 88 |

## れ

| | |
|---|---|
| 連続性雑音 | 27 |
| 連続性ラ音 | 20 |

## ろ

| | |
|---|---|
| ローゼンスタイン徴候 | 31 |
| ロブシング徴候 | 32 |
| ロンベルグ試験 | 41 |
| 漏斗胸 | 15 |

## わ

| | |
|---|---|
| ワイル病 | 91 |
| ワレンベルク症候群 | 75 |
| 腕橈骨筋反射 | 43 |

## A〜W

| | |
|---|---|
| Addison 病 | 8 |
| Alzheimer 病 | 80 |
| Babinski 反射 | 43 |
| Behçet 病 | 96 |
| Bell 現象 | 38 |
| Bernard-Soulier 症候群 | 106 |
| Blumberg 徴候 | 31 |
| BMI（body mass index） | 86 |
| Boas 点 | 31 |
| Broca 失語 | 47 |
| Brudzinski 徴候 | 51 |

| | | | |
|---|---|---|---|
| Chaddock 反射 | 44 | Ménière 症候群 | 75 |
| Charcot 熱 | 98 | Marfan 症候群 | 16 |
| Chvosteks sign | 39 | McBurney 点 | 31 |
| Creutzfeldt-Jakob 病 | 80 | Niemann-Pick 病 | 117 |
| Cushing 症候群 | 11, 87 | Osler 病 | 106 |
| DIC | 108 | Parkinson 病 | 7 |
| Ehlers-Danlos 症候群 | 106 | Pel-Ebstein 熱 | 98 |
| Eisenmenger 症候群 | 24 | Pick 病 | 80 |
| fever of unknown origin（FUO） | 101 | Rinne 試験 | 39 |
| Frölich 症候群 | 87 | Romberg 試験 | 41 |
| Gaucher 病 | 117 | Rosenstein 徴候 | 31 |
| Gerstmann 症候群 | 49 | Rovsing 徴候 | 32 |
| Graham-Steell 雑音 | 27 | Shy-Drager 症候群 | 74 |
| Hand-Schüller-Christian 病 | 117 | Sjögren 症候群 | 39 |
| Horner 症候群 | 12 | Stokes-Adams 症候群 | 74, 80 |
| JCS（Japan coma scale） | 33 | Virchow's lymphnode metastasis | 119 |
| Kernig 徴候 | 52 | von Willebrand 病 | 106, 108 |
| Koplik 斑 | 13 | Wallenberg 症候群 | 75 |
| Kümmel 点 | 31 | Weber 試験 | 39 |
| Lanz 点 | 31 | Weil 病 | 91 |
| Ménière 病 | 58 | Wernicke 失語 | 47 |

**編者略歴**

北村 諭(きたむら さとし)

| | |
|---|---|
| 1961年 | 東京大学医学部卒業 |
| 1970年～1971年 | 米国ヴァージニア医科大学留学 |
| 1971年～1972年 | テキサス大学ダラス分校留学 |
| 1979年～1999年 | 東京女子医科大学非常勤講師 |
| 1980年～1985年 | 群馬大学医学部非常勤講師 |
| 1980年～1987年 | 厚生省中央薬事審議会新薬調査委員 |
| 1982年～1985年 | 東京大学医学部第3内科講師 |
| 1985年～1999年 | 自治医科大学呼吸器内科教授 |
| 1985年～1991年 | 「医学のあゆみ」主任編集委員 |
| 1988年～1991年 | 東海大学医学部非常勤講師 |
| 1990年～1994年 | 日本医師会疑義解釈委員会委員 |
| 1991年～1998年 | 日本内科学会英文雑誌(Internal Medicine)編集委員 |
| 1991年～1997年 | 厚生省中央薬事審議会医薬品特別部会委員（新薬調査会座長） |
| 1993年～1994年 | 文部省学術審議会専門委員（科学研究費分科会） |
| 1994年～1996年 | 浜松医科大学非常勤講師 |
| 1996年～2001年 | 日本炎症学会誌編集委員長 |
| 1998年～1999年 | 秋田大学医学部非常勤講師 |
| 1999年～2001年 | 徳島大学医学部非常勤講師 |
| 1999年～ | 自治医科大学名誉教授 |
| 1999年～ | 医薬品調査機構顧問 |
| 1999年～2003年 | 埼玉県立大学教授 |
| 1999年～2002年 | 東京女子医科大学特別顧問 |
| 2000年～ | 南栃木病院院長 |
| 2003年～ | 埼玉県立大学名誉教授 |

学会長

| | | |
|---|---|---|
| 第18回 | 日本呼吸器内視鏡学会総会 | (1995年) |
| 第15回 | 日本サルコイドーシス学会 | (1995年) |
| 第36回 | 日本呼吸器学会総会 | (1996年) |
| 第17回 | 日本炎症・再生医学会総会 | (1996年) |
| 第74回 | 日本結核病学会総会 | (1999年) |
| 第50回 | 日本アレルギー学会総会 | (2000年) |

---

コメディカルのための専門基礎分野テキスト
**診断学概論** ⓒ

| | |
|---|---|
| 発 行 | 2005年1月10日　初版1刷 |
| 編 者 | 北村　諭 |
| 発行者 | 株式会社　中外医学社 |
| | 代表取締役　青木　滋 |
| | 〒162-0805　東京都新宿区矢来町62 |
| | 電　話　(03) 3268-2701 (代) |
| | 振替口座　00190-1-98814番 |

印刷・製本／三和印刷(株)　　＜KO・HU＞
Printed in Japan

JCLS ＜(株)日本著作出版権管理システム委託出版物＞

# コメディカルのための専門基礎分野テキスト

**シリーズ監修**
北村　諭　自治医科大学名誉教授
北川定謙　埼玉県立大学前学長
開原成允　国際医療福祉大学副学長

| | |
|---|---|
| 解剖学 | 五味敏昭・岸　清　編集 |
| 生理学 | 黒澤美枝子・長谷川　薫　著 |
| 運動学 | 丸山仁司　編集 |
| 人間発達学 | 福田恵美子　編集 |
| 病理学 | 神山隆一　編集 |
| 臨床心理学 | 名嘉幸一　編集 |
| 内科学 | 北村　諭　編集 |
| 整形外科学 | 茂原重雄　編集 |
| 神経内科学 | 細川　武・厚東篤生・斎藤豊和　編集 |
| 精神医学 | 永峰　勲・大蔵雅夫・谷岡哲也　編集 |
| 小児科学 | 外間登美子　編集 |
| 老年病学 | 松本和則・嶋田裕之　編集 |
| 公衆衛生学 | 柳川　洋・萱場一則　編集 |
| 診断学概論 | 北村　諭　編集 |
| 医学概論 | 北村　諭　著 |